SCORPIO

RAYMOND UNGER

DAS IMPFBUCH

Über Risiken und Nebenwirkungen
einer COVID-19-Impfung

SCORPIO

Wichtiger Hinweis
Die Informationen und Ratschläge in diesem Buch wurden mit größter Sorgfalt von Autor und Verlag erarbeitet und geprüft. Alle Leserinnen und Leser sind jedoch aufgefordert, selbst zu entscheiden, ob und inwieweit sie die Anregungen in diesem Buch umsetzen wollen. Eine Haftung des Autors bzw. des Verlags für Personen-, Sach- oder Vermögensschäden ist ausgeschlossen.

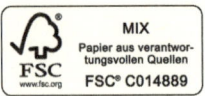

© 2021 Scorpio Verlag in Europa Verlage GmbH, München
Umschlaggestaltung, Layout und Satz: Scorpio Verlag, München
Lektorat: Silwen Randebrock, Berlin
Druck und Bindung: Pustet, Regensburg
ISBN 978-3-95803-461-7
Alle Rechte vorbehalten
www.scorpio-verlag.de

INHALT

EINLEITUNG

Mit offenem Geiste gelesen ist dieses Buch für Ungeimpfte wie für Geimpfte gleichermaßen interessant. Denn ob bislang noch gar nicht oder bereits einfach oder zweifach geimpft: Inzwischen fällt vielen Menschen auf, dass sich die Ungereimtheiten zur COVID-19-Impfung häufen. Abgesehen von der Pharmaindustrie ist niemand froh darüber, dass bereits die dritte, vierte und sogar fünfte Impfung mit notzugelassenen COVID-19-Impfstoffen im Gespräch ist. Es häufen sich die Indizien, dass jede weitere Impfrunde das Problem nicht lösen wird. Statt mehr vom Falschen, ist es nach Abermillionen Impfdosen an der Zeit, innezuhalten und die vorliegenden Ergebnisse seitens einer unabhängigen Forschung prüfen zu lassen. Erst nachdem die Ergebnisse ausgewertet und in den Massenmedien vorgestellt wurden, ist eine redliche Nutzen-Risiko-Analyse bezüglich der sehr persönlichen Impfentscheidung möglich. Bis zum Vorliegen dieser unabhängigen Studien werten einige Juristen die politische Nötigung zur Impfung, insbesondere die Beeinflussung von Kindern, als Straftatbestand.

Mittlerweile hinterfragen auch immer mehr Geimpfte die Gesellschaftsentwürfe zum »neuen Normal«. Im

Zuge der Corona-Maßnahmen etabliert sich eine neue Normalität staatlicher Überregulierung und Kontrolle, die auch vor anderen Lebensbereichen keinen Halt machen wird. Die Einführung einer »1-G«-Gesellschaft, mit Aberkennung der Bürgerrechte für Ungeimpfte, widerspricht allen ethischen und moralischen Grundsätzen, auf denen freie Gesellschaften gründen.

Wenn ich mich in einen Maßnahmenbefürworter hineinversetze und demzufolge Massenimpfungen für gut und richtig hielte, müsste ich mir folgende Frage stellen: *Warum sind so viele Menschen derart ignorant, dass sie die rettende Impfung verweigern?* Schließich grassiert eine gefährliche Seuche, an der bereits viele Menschen gestorben sind. Deutschland wurde von einer Geißel heimgesucht, die der Gesellschaft alles nahm: Gesundheit, Freiheit, Wohlstand. Doch nach einem Jahr bangen Wartens im Lockdown hat die Wissenschaft den Schlüssel zur Freiheit wiedergefunden – und trotzdem schlagen Millionen Deutsche dieses große Geschenk aus? Dabei könnte ein kleiner, kostenloser Piks allen ihr früheres Glück zurückgeben. Schließlich haben Massenimpfungen bei Kinderlähmung und Tuberkulose ja auch bewiesen, dass Millionen Menschenleben gerettet werden können. Auch diesmal könnten nach der geprüften, wirksamen und sicheren Impfung alle Menschen wieder befreit aufatmen und ohne Masken ins Konzert oder ins Lieblingsrestaurant gehen. Niemand bräuchte mehr Lockdowns zu befürchten, und die Wirtschaft könnte sich erholen. Und das Allerwichtigste: Die Angst vor einer schweren Krankheit wäre gebannt.

Also noch einmal: *Warum sind viele Menschen so ignorant und nehmen dieses große Geschenk nicht einfach an?* Stattdessen bleiben diese »Impfmuffel« einfach auf ihrem Sofa liegen. Selbst der Versuch, die Verweigerer mit Zuckerbrot und Peitsche aus ihrer Lethargie zu befreien, gelingt nicht. Impf-Diskotheken, Gratis-Bratwürste und leckere McDonald's-Menüs entfalten keinerlei Wirkung. Selbst schwarze Pädagogik hilft kaum weiter. Ungeimpfte sollen jetzt sogar zu Bürgern zweiter Klasse werden – die Dummen ficht das nicht an. Also zum dritten Mal ganz deutlich gefragt: *Wie dumm müssen Menschen sein, denen das Gute so nahgebracht wird und die sich nicht einmal angesichts massiver Drohungen den erlösenden Piks abholen?*

Als Maßnahmenbefürworter würde mich diese Frage wirklich umtreiben. Letztendlich würden mir dazu nur zwei Erklärungen einfallen: Bislang war mir lediglich nicht aufgefallen, dass ein Drittel der Menschen um mich herum aus Ignoranten besteht, darunter viele ehemalige Freunde. Oder: Ich müsste darüber nachdenken, ob diese »Dummen« möglicherweise andere Gründe für ihr kurioses Verhalten haben – möglicherweise sogar gute. In diesem Buch habe ich einige davon gesammelt.

Diesem Buch vorausgegangen ist mein viertes Sachbuch mit dem Titel *Vom Verlust der Freiheit*, das im April 2021 im EUROPA Verlag erschienen ist. In dieser 520 Seiten starken Gesellschaftskritik stelle ich die These auf, dass die großen Angstnarrative der Gegenwart, allen voran die Corona- und die Klimakrise, seitens oligarchischer Kräfte dazu missbraucht werden, demokratisch ausgehandelte Grundrechte abzubauen. Supranationale Expertengremien geben weltweit bindende Agenden heraus – nationale Parlamente unterwerfen sich den Vorgaben scheinbar objektiver Wissenschaft. Obgleich die weltweit geltenden Handlungsanweisungen zusätzlich moralisch aufgeladen sind und auf den ersten Blick humanistisch, ökologisch und sozial daherkommen, stehen viele »Experten« bei genauerer Betrachtung auf der Gehaltsliste oligarchischer Systeme wie *Big Tech* und *Big Pharma*. In *Vom Verlust der Freiheit* gehe ich der Frage nach, warum Deutschland diesem mehr oder weniger offenkundigen Machtmissbrauch so kritiklos folgt. Da die Corona-Krise die Grundprinzipien der Angsterzeugung zum Zweck des oligarchischen Machtausbaus am eindrücklichsten illustriert, habe ich diesem Thema in meinem letzten Buch den größten Raum gegeben.

Bei Redaktionsschluss im März 2021 war bereits klar, dass die Impfungen keinen Segen bringen werden. Damals war der Skandal um die Aussetzung des Astra-Zeneca-Impfstoffes in aller Munde. Erste Menschen starben nach der Impfstoffgabe an rätselhaften Sinusvenenthrombosen. Zudem gab es ungewöhnliche Häufungen von Todesfällen in Seniorenheimen, obwohl es in den Impfkampagnen immer hieß, der neue Impfstoff sei ein besonderer Gewinn für Alte und Kranke. Den letzten Stand dieser unseligen Entwicklung konnte ich Ende März 2021 lediglich andeuten, vieles formulierte ich damals noch als Befürchtung und im Konjunktiv. In den Monaten nach Redaktionsschluss meines Buches ist viel passiert. Zunächst war es für mich persönlich eine große Freude, dass sich *Vom Verlust der Freiheit* hervorragend verkaufte. Obwohl kein etabliertes Medium über das Buch berichtet hatte, war die erste Auflage binnen kurzer Zeit ausverkauft. Neben meinem Buch entwickelten sich auch andere Corona-Bücher über Nacht zu Bestsellern. Offensichtlich gab es viele Menschen, denen die mannigfaltigen Ungereimtheiten der Corona-Maßnahmen aufgefallen waren und die nach befriedigenderen Antworten suchten, als sie die Massenmedien bereitstellten.

Im Sommer 2021 schrieb ich einige Artikel über die fatalen gesellschaftlichen Entwicklungen, die es nicht mehr in mein Buch geschafft hatten. Mein Verleger schlug mir daraufhin vor, die Inhalte zu erweitern und als Aktualisierung von *Vom Verlust der Freiheit* herauszugeben. Als ehemaliger Therapeut und Fachdozent für ganzheitliche Medizin war ich tief in medizinische Details eingestiegen. So behandelt das vorangegangene Buch unter anderem die Grundzüge des PCR-Testverfahrens, erklärt die Unterschiede herkömmlicher Impfungen zum neuen mRNA-Verfahren und geht auf die tragischen Behandlungsfehler der ersten Pandemiemonate ein. Außerdem werden die Hintergründe der Rolle Chinas, die dramatischen Geschehnisse in Italien, das weitgehende Medienversagen in der Krise sowie die Einflussnahme privater Investoren auf die WHO erläutert. Auch auf die auffällig einseitige Positionierung der Bundesregierung gehe ich ein. Denn hier wurden fast nur wissenschaftliche Positionen gefördert, die die Pandemielage dramatisierten, während zugleich die Befürworter einer natürlichen Herdenimmunität und Mahner vor dem Lockdown diskreditiert wurden.

Kurzum: Die mit diesem Buch vorliegende Aktualisierung setzt *nach* all diesen Erläuterungen an. Trotzdem funktioniert dieses Buch vollkommen autark. In Kapitel 1 beschreibe ich die am häufigsten diskutierten Impfrisiken der COVID-19-Impfung. Kapitel 2 skizziert die strategischen Narrative der Pharmaindustrie, während Kapitel 3 die politischen und gesellschaftlichen Prozesse beschreibt, die den Weg in die totalitäre Impfgesellschaft bereiten. Kapitel 4 behandelt schließlich die zentrale Rolle der Massenmedien und stellt die Frage nach der Reife der Gesellschaft.

KAPITEL 1

DIE RISIKEN

mRNA-Technologie

Was man heute lapidar »Impfung« nennt, ist in gewisser Hinsicht eine begriffliche Mogelpackung. Eine COVID-19-»Impfung«, mit den neuen mRNA- und Vektor-Impfstoffen, hat kaum noch etwas mit den altbewährten Impftechniken zu tun.

Erst nachdem die Pharmaindustrie über viele Jahre intensive Lobbyarbeit geleistet hatte, wurde mRNA-Technologie bei den großen europäischen und amerikanischen Zulassungs- und Aufsichtsbehörden als »Impfung« anerkannt. Die juristische Neudefinition versetzte die Industrie in die Lage, die Anwendungsbreite dieser experimentellen Technologie exorbitant zu erweitern. Zudem ist das Verfahren, seit man es Impfung nennen darf, arzneimittelrechtlich privilegiert. Auf Impfungen hat der Staat immer ein besonderes Augenmerk, sowohl bezüglich der Notwendigkeitsdefinitionen zum Schutze der Bevölkerung als auch durch etwaige Haftungsübernahmen, sofern eine »Notlage nationalen Ausmaßes« festgestellt wurde.

Immer wenn neue, innovative Technologien zum Einsatz kommen, wird dies von neuen Ängsten begleitet, die bisweilen skurrile Blüten treiben. Die populärsten sogenannten Verschwörungstheorien bezüglich der COVID-19-Impfstoffe lauten:

Mikrochips: Die Impfstoffe enthalten Mikrochips, die entweder Menschen direkt beeinflussen oder mit denen sich der Aufenthalt nachverfolgen lässt.

Gentherapie: Die Impfstoffe sind eine Gentherapie, bei der das menschliche Genom der Keimzellen umprogrammiert wird. Zukünftig wird das neue »Programm« an alle Nachfolgegenerationen weitergegeben.

Biokampfstoff: Der Impfstoff ist ein Biokampfstoff, der einer verdeckten Eugenik dient. Versteckte Toxine oder Mikro-Metalle oder/und eine hohe Menge des Nanomaterials Graphenoxid sorgen dafür, dass die Menschheit langsam dezimiert wird.

Gerüchte gehen zumeist auf einen wahren Kern zurück, der dann völlig überzogen weitergesponnen wird. So bezieht sich die »Mikrochip«-These auf eine Tatsache, die ich bereits in *Vom Verlust der Freiheit* beschrieben habe. Technisch ist es nämlich ohne Weiteres möglich, Impfstoffe mit Nanopartikel-Farbstoffen zu versetzen, die sich im Bereich der Einstichstelle dauerhaft im Gewebe verhaken. Mithilfe dieses »Subdermalen-Quanten-Tattoos« wird man zukünftig jeden Impfstatus über Infrarotscanner direkt am Oberarm auslesen können. Sollte die neue Technik zur Anwendung kommen, hätten »Impfmuffel« oder Impfpassfälscher keine Chance.

Auch Graphenoxid wird tatsächlich im Zusammenhang mit der Krebsforschung als Trägerstoff in der mRNA-Technik erforscht. Derzeit streiten jedoch alle Hersteller ab, dass auch bei den aktuellen COVID-Impfstoffen das toxische Graphenoxid verwendet wird.

Auch die Behauptung einer »Gentherapie« hat nachvollziehbare Gründe, diesbezüglich werden einfach zu viele Begriffe durcheinandergewirbelt. Natürlich handelt es sich bei dem neuen Verfahren tatsächlich um »Gentechnik« in dem Sinne, dass die Impfstoffe mithilfe gentechnischer Verfahren hergestellt werden. Zudem ist es richtig, dass menschliche Körperzellen kurzfristig »umprogrammiert« werden. Anstatt normale Körpereiweiße herzustellen, produzieren die manipulierten Zellen nach der Impfung körperfremde Eiweiße, die ursprünglich zum Coronavirus gehört haben. Trotzdem wäre falsch zu behaupten, das menschliche Genom würde bei diesem Prozess dauerhaft verändert, obgleich selbst diesbezüglich ein kleines Restrisiko besteht. Normalerweise kann die Impfstoff-mRNA (Ribonukleinsäure) das zelluläre Genom gar nicht verändern, da dieses aus DNA (Desoxyribonukleinsäure) besteht. Trotzdem weisen kritische Virologen darauf hin, dass es theoretisch trotzdem möglich wäre, DNA-Mutationen hervorzurufen:

»Forscher vom MIT und Harvard veröffentlichten 2021 eine beunruhigende Arbeit, in der sie starke Beweise dafür lieferten, dass die SARS-CoV-2-RNA in die DNA revers transkribiert und in die menschliche DNA integriert werden kann (Zhang et al., 2021).

Sie wurden dazu veranlasst, diese Idee zu unter-
suchen, nachdem sie beobachtet hatten, dass viele
Patienten weiterhin positiv auf COVID-19 getestet
wurden, nachdem das Virus bereits aus ihrem Körper
entfernt worden war.«[1]

Sofern sich der Impfling zusätzlich mit einem DNA-Virus infiziert, der in der Lage ist, mRNA in DNA umzu-schreiben (leider gibt es solche Viren tatsächlich), könn-ten sogenannte Insertionsmutationen vorkommen. In dem Fall könnte sich das menschliche Genom verändern, und die Aussage einer »Gentherapie« wäre gar nicht mehr so falsch.

In diesem Buch wird es jedoch gar nicht um die klas-sischen Horrorszenarien der gängigen »Verschwörungs-theorien« gehen. In Bezug auf Wirksamkeit, Risiken und Nebenwirkungen der neuen Impfstoffe muss man glück-licherweise nicht mehr spekulieren – nach millionenfa-chem Einsatz liegen die Ergebnisse inzwischen vor. Wenn das erste Kapitel dieses Buches dennoch neu und erschre-ckend wirken sollte, so liegt dies vor allem daran, dass die kritischen Ergebnisse einer von der Pharmaindustrie unabhängigen Forschung seitens der Mainstream-Medi-en nur zögerlich publiziert werden. Mit »Schwurbelei« und dubiosen »Verschwörungstheorien« haben die nach-folgenden Informationen nichts zu tun. Auch ich zitiere

---

1   International Journal of Vaccine Theory, Practice, and Research, »Worse Than the Disease? Reviewing Some Possible Unintended Con-sequences of the mRNA Vaccines Against COVID-19«, Stephanie Seneff, Greg Nigh, 16.06.2021, Übersetzung: Dr. Wolfgang Wodarg

lediglich aus allgemein zugänglichen Studien renommierter Wissenschaftler (z. B. des Paul-Ehrlich-Instituts PEI) oder aus öffentlichen, seriösen Quellen der etablierten Presse (z. B. die *Frankfurter Rundschau*).

Um die Besonderheit der neuen Impfstoffe zu verstehen, ist eine kurze Einführung in die klassische Wirkungsweise von Impfungen hilfreich. Bei den sogenannten Ganzvirus-Impfstoffen, wie beispielsweise den Masern-, Mumps-, Röteln- oder Gelbfiebervakzinen, werden Viren der echten Krankheit zur Impfung benutzt, die zuvor »attenuiert«, also ihrer krank machenden Wirkung beraubt werden. Bei dieser Methode sucht man nach Mutanten des Erregers, die ohnehin weniger pathogen sind, und züchtet diese unter besonders widrigen Bedingungen an. Im Endeffekt erhält man so einen Erregerstamm auf natürlicher, mikrobiologischer Basis, der allerdings nur noch schwach krank machend ist.

Um zu verstehen, warum Viren den Körper überhaupt krank machen, muss man wissen, dass Viren keinen eigenen Stoffwechsel haben. Viren bestehen aus komplexen Eiweißkonstruktionen, die sich auf gesunden Körperzellen verhaken, die Zellmembran durchdringen und ihre RNA (bei DNA-Viren DNA) in die Zellen schleusen. RNA-Viren nutzen hierbei einen physiologischen Vorgang der Zelle aus: Normalerweise überträgt die Zelle wichtige Informationen aus ihrem Zellkern mithilfe der sogenannten Boten-RNA (engl. messenger RNA). Diese »Abschrift« aus dem Zellkern wird in die Fabriken der Zelle geschickt, die Ribosomen, wo nach diesem »Bauplan« mit der gewünschten Eiweißsynthese begonnen wird. RNA-Viren tauschen nun ihrerseits die physiologische Abschrift aus dem Zellkern mit ihrer eigenen Virus-RNA aus. Die Zellfabriken werden getäuscht und stellen zukünftig statt normaler Proteine nur noch Viren her. Nach dieser Täuschung fällt die Körperzelle für ihre wichtige physiologische Aufgabe natürlich aus. Was auch immer der Körper von dieser Zelle gebraucht hätte, ein Eiweiß oder ein Hormon, kann zukünftig nicht mehr hergestellt werden. Außerdem fallen im Syntheseprozess toxische Stoffe an, die die Zelle durch ihre Zellmembran nach außen schiebt, was glücklicherweise die Immunzellen auf den Plan ruft. Wurden bei einer herkömmlichen Impfung abgeschwächte Viren in den Körper gespritzt, lief der Prozess der Immunabwehr prinzipiell genauso ab wie bei einer echten Krankheit:

Zum einen gibt es spezielle Lymphozyten des Typs B, die sogenannten Plasmazellen. Diese sind in der Lage, Oberflächen von Viren zu analysieren und danach spezifische Antikörper gegen diese Viren herzustellen. Die spezifischen Antikörper sind kleine komplementäre Eiweißstrukturen, die auf Viren haften und damit deren Andockstellen an die Köperzellen blockieren. Ist ein Virus mit spezifischen Antikörpern besetzt, kann es sich nicht mehr auf den Körperzellen verhaken. Zusätzlich wird das Virus noch für andere Abwehrzellen als feindlich markiert.

Neben den Lymphozyten des B-Typs gibt es noch den T-Typ, für die sogenannte zytotoxische Immunantwort. T-Zellen patrouillieren ständig im Blut und überprüfen die Membranen von Köperzellen auf Fehler oder suspekte Stoffe, welche die Zelle nach außen schiebt. Ist eine Körperzelle von Viren befallen oder beginnt sie sich aus anderen Gründen zu verändern, beispielsweise bei Krebs, setzen T-Lymphozyten Stoffe frei, welche die kranke Körperzelle auflösen. Nach einer Ganzvirus-Impfung kommen beide Abwehrmechanismen auf natürliche Weise zum Tragen.

Viren auf klassische Weise zu attenuieren ist jedoch ein recht mühsamer und langwieriger Prozess. Zum einen kann es länger dauern, bis man überhaupt schwache Mutanten des Erregers findet. Zum anderen muss man erst herausfinden, bei welchen Temperaturen man bei der Anzüchtung besonders schwache, aber stabile Erregerstämme erhält. Außerdem ist das herkömmliche Züchten in Hühnereiern oder auf Zellkulturen sehr zeitintensiv. Im Anschluss bedarf es noch aufwendiger klinischer Testphasen, in denen ermittelt werden muss, ob die Impf-Viren tatsächlich schwach genug sind, um keine Krankheit auszulösen, andererseits jedoch stark genug, um beide Immunantworten hervorzurufen.

Mit dem Zeitalter der Gentechnik ist jedoch eine völlig neue Ära angebrochen. Angesichts neuer Möglichkeiten jenseits der klassischen Mikrobiologie kam man auf eine zweifach verwegene Idee: Da der Dreh- und Angelpunkt der Immunisierung die Antikörperproduktion ist, müsste es zum Training der Immunabwehr theoretisch ausreichen, wenn man nur *Teile des Virus* präsentiert. Und sofern man keine kompletten Viren mehr verwendet, entfiele auch die mühsame Suche nach abgeschwächten Erregern. Prinzipiell sollten die entscheidenden

Eiweißstrukturen ausreichen, mit denen das Virus an den Körperzellen andockt, seine »Beinchen«, die als Spike-Protein bekannt sind. Das andere Novum betrifft das zuvor mühsame Anzüchten in Hühnereiern oder Zellkulturen. Was wäre, wenn man beim Teufel in die Lehre geht und direkt von den Viren lernt, wie man Körperzellen austrickst? Würde man den Bauplan der Virus-Beinchen selbst in einem Messenger-RNA-Strang verschlüsseln und irgendwie in die Zellen hineinbekommen, könnte man auf diese Weise die lästigen Zuchtstationen einfach in den menschlichen Körper verlegen. Die neue Impfmethode würde den Körper zwingen, seine »Feinde«, zum Training für die Immunabwehr, selbst herzustellen.

Kurz: Bei einem mRNA-Impfstoff wird kein ganzes Virus injiziert, sondern lediglich eine Bauanleitung für einen Teil des echten SARS-CoV-2-Virus, das sogenannte Spike-Protein. Die körpereigenen Zellen produzieren dann Billionen dieser Spike-Proteine, um sie danach dem Immunsystem zu präsentieren. Dieses beginnt daraufhin Antikörper gegen die Spike-Proteine herzustellen, und sofern man sich später mit einem echten Virus infiziert, sind die nötigen Antikörper bereits verfügbar.

Das Kodieren und Herstellen der gewünschten mRNA war schon länger kein Problem mehr, die spannende Frage lautete: Wie schleust man das sehr zerbrechliche RNA-Eiweiß in die Körperzellen? Man kann den Bauplan aus mRNA nämlich nicht direkt spritzen, da der Körper freie RNA im Blut aus Sicherheitsgründen sofort zerstört.

Bei den neuen Impfstoffen konkurrieren diesbezüglich zwei Methoden: Zum einen werden herkömmliche Viren als »Gen-Fähre« benutzt. Hierbei werden harmlose Viren entkernt, und der Kern wird durch den gewünschten mRNA-Bauplan ersetzt. Impfstoffe dieser sogenannten Vektor-Technik sind *Johnson & Johnson* und *AstraZeneca*.

Noch innovativer sind Impfstoffe aus Nanotechnik. Hier wird die mRNA in einer »Liposom-Hülle« versteckt. In diesem Fall bauen die Gentechniker die Gen-Fähre selbst, indem sie einen Nanobehälter designen, der über elektrische Ladungen Körperfette wie Cholesterin binden kann. So wird der Körperzelle vorgegaukelt, der Nanopartikel wäre harmlos, die Zellmembran öffnet sich und, et voilà, die gewünschte mRNA ist in der Zelle. Impfstoffe mit einer »Liposom-Hülle« sind *Biontech* und *Moderna*.

Vorab ist zu sagen: Bei beiden Methoden werden Körperzellen erfolgreich in ihrer physiologischen Eiweißsynthese ausgetrickst – die Herstellung der Virus-Beinchen funktioniert tadellos. Doch wie sich inzwischen herausgestellt hat, hätte man zwei Aspekte der völlig neuen Methode intensiver und länger beforschen müssen: Zellen, die mit einer fremdartigen Eiweißsynthese beginnen, sind für T-Lymphozyten suspekt. Dadurch kann ein Prozess in Gang kommen, der stark an Autoimmunkrankheiten erinnert. Vielleicht noch fataler war jedoch der Fehlschluss, die synthetisierten Spike-Proteine wären vollkommen harmlos und selbst nicht bioaktiv, da sie nur ein kleiner Teil des Virus sind. Ein großer Teil der in der Zwischenzeit beobachteten Nebenwirkungen hat mit diesen beiden Fehlannahmen zu tun. Doch abgesehen von den Risiken geht es natürlich um die alles entscheidende Frage: Können die neuen Impfverfahren überhaupt erfolgreich gegen SARS-CoV-2 immunisieren?

Angesichts der großen Selbstverständlichkeit, mit der die neue mRNA-Technik als »normale und sichere Impfung« verkauft wurde, ist es jedenfalls sehr fraglich, inwieweit normale Bürger überhaupt in der Lage sind, die tatsächlichen Impfrisiken einschätzen zu können. Wie informiert sind Menschen, denen zwischen Beruf, Kindererziehung und Haushalt zur Orientierung in der Welt kaum mehr als das Hintergrundrauschen der Massenmedien bleibt. Hier und da eine Schlagzeile, das Geplänkel im Radio, das zwischen Staumeldungen und Wetteraussichten die neuesten Corona-Zahlen verkündet, die Warndurchsagen im Supermarkt und abends noch kurz die *Tagesschau*.

In diesem Zusammenhang fällt mir eine Begegnung mit einer guten Bekannten ein, die ich längere Zeit nicht gesehen hatte. Da Ute[2] als Zahnärztin ein umfassendes medizinisches Grundstudium absolviert hatte, ging ich selbstverständlich davon aus, dass ich bezüglich der Corona-Impfungen die wesentlichen Basisinformationen als bekannt voraussetzen durfte. Als ich über die

---

2   Name geändert

Vor- und Nachteile zwischen mRNA- und Vektor-Impfstoffen sprach, fiel mir plötzlich Utes konsternierter Gesichtsausdruck auf. Schließlich wurde ihr mein »krudes Gerede« über Impfungen zu viel, und sie unterbrach mich barsch. Tatsächlich jedoch konnte sie nicht das Geringste mit meinen Ausführungen anfangen. Die für sie offenbar neue Information, Körperzellen würden mithilfe gentechnisch veränderter Substanzen dazu gebracht, körperfremde Eiweiße zu synthetisieren, klang für sie nach laienhaftem Halbwissen, das ich auf irgendwelchen Verschwörer-Seiten im Internet aufgeschnappt hatte. Dann setzte sie an, um mir die Sache mit den Impfungen noch einmal grundsätzlich zu erklären. Was folgte, war der medizinische Stand aus der Zeit der Ganzvirus-Impfstoffe inklusive der Belehrung, normale Körperzellen würden überhaupt nicht auf eine Impfung reagieren, der Prozess einer Immunisierung beträfe ausschließlich spezialisierte Zellen des Immunsystems. Natürlich hatte sich Ute inzwischen bedenkenlos impfen lassen. Schließlich glaubte sie als Medizinerin bestens zu wissen, worum es bei Impfungen geht. An diesem Abend blieb uns nicht viel mehr übrig, als das Gespräch an dieser Stelle abzubrechen und uns lieber einem guten Rotwein zuzuwenden.

Das Gespräch mit Ute hat mich noch lange beschäftigt. Wenn sich eine Medizinerin ohne jedes Hintergrundwissen bedenkenlos impfen lässt – wie kann man von Laien eine differenzierte Meinung bezüglich der Impfrisiken erwarten? Tatsächlich ist das Vertrauen in das offizielle Corona-Narrativ nahezu grenzenlos.

Warum sollte man überhaupt Zeit und Mühe aufwenden, um die Maßnahmen kritisch zu hinterfragen? Nach achtzehn Monaten Pandemie »weiß man einfach«, was gut und richtig ist. Um diese gefühlte Gewissheit bezüglich der Wahrheit wird es in meinem Abschusskapitel über die Medien noch gehen. Tatsächlich unterliegt der Diskursraum, den das Kollektiv als unverhandelbare »Realität« betrachtet, einer ständigen Veränderung und wird aktiv durch die Massenmedien geformt. In Wirklichkeit ist eine Risikoabwägung pro oder kontra einer COVID-19-Imfung ohne elementare Basisinformationen gar nicht möglich.

Spike-Protein als Toxin

Am 12. Mai 2021 erschien ein bemerkenswerter Artikel in der *Frankfurter Rundschau*. Darin zitiert der Redakteur neue Studien, die gleich mehrere Novitäten bezüglich Corona aufdecken. Zum einen wird klar, dass COVID-19 keine »Lungenkrankheit« ist, sondern mannigfaltige Schäden im Kapillarsystem des Blutkreislaufsystems auslösen kann. Außerdem werden Blutplättchen angegriffen und somit die Blutgerinnung gestört. Zum andern wird deutlich, dass der für diesen Wirkmechanismus zuständige, toxische Teil des Virus ausgerechnet seine »Spikes« sind. Der Titel des Artikels bringt es auf den Punkt: »*Spike-Protein allein reicht aus, um Covid auszulösen – vor allem Blutgefäße nehmen Schaden*«. Die *Frankfurter Rundschau* schreibt:

»John Y-J. Shyy vom Department of Medicine an der University of California und sein Team sind in einer Studie dem Mechanismus auf den Grund gegangen, wie genau das Coronavirus im Körper agiert. Eine der wichtigsten Erkenntnisse: Der Schaden, den das Spike-Protein an Zellen anrichten kann, kann erheblich sein. Außerdem können die Forscher:innen bestätigen, dass es sich bei Covid-19 in erster Linie um eine Gefäßkrankheit handelt – und nicht um eine Atemwegserkrankung. [...]

In der neuen Studie erzeugten die Forscher:innen ein ›Pseudovirus‹, das von Spike-Proteinen des Sars-CoV-2-Erregers umgeben war, aber kein echtes Virus enthielt. Die Exposition gegenüber diesem Pseudovirus führte zu Schäden in der Lunge und den Arterien im Tierversuch. Das würde beweisen, dass das Spike-Protein allein ausreicht, um die Krankheit auszulösen, so die Schlussfolgerung der Forscher:innen. Gewebeproben zeigten nach der Infektion Entzündungen in den Endothelzellen, die die Wände der Lungenarterien auskleiden. Auch im Labor untersuchte das Forscherteam, wie sich gesunde Endothelzellen, die die Arterien auskleiden, nach Kontakt mit dem Spike-Protein verhalten. Auch hier nahmen die Zellen Schaden – unter anderem durch den Kontakt von Spike-Protein und ACE2-Rezeptor.«[3]

---

3 *Frankfurter Rundschau*, »Spike-Protein allein reicht aus, um Covid auszulösen – vor allem Blutgefäße nehmen Schaden«, 12.05.2021

Der Artikel der *Frankfurter Rundschau* endet dann überraschend abrupt. Mit der Implikation dieser dramatischen Erkenntnis lässt man den Leser allein. Der Autor hatte sich offenbar nicht mehr getraut, die naheliegende Schlussfolgerung zu ziehen:

> Wenn die Forscher der University of California recht haben, wirken Impfungen nicht gegen COVID-19, sondern könnten die Krankheit sogar auslösen. Denn das Ziel von COVID-19-Impfungen ist es, Körperzellen so zu verändern, dass zukünftig Billionen toxische Spike-Proteine synthetisiert werden.

Bislang stellten Impfkampagnen die Corona-Spikes als eine Art passives »Landegestell« dar. Ähnlich wie bei einer Mondlandefähre würde das Virus seine Beinchen brauchen, um an den Körperzellen andocken zu können. Erst nachdem das Virus erfolgreich an einer Wirtszelle angedockt hätte, käme der eigentlich toxische Wirkmechanismus in Gang. Dieses Standard-Dockingmanöver von Viren beschreibt eher das Vorgehen von Phagen, einer Unterart von Viren, die Bakterien befallen. Offensichtlich hatten die Impfstoffhersteller der Pharmaindustrie angenommen, dass die Virus-Spikes ohne das dazugehörige Virusgenom weitgehend unschädlich sind. Da nach einer Analyse dieser Eiweißstrukturen die natürliche Immunabwehr des Körpers komplementäre Antikörper herstellen soll, konzentrierte man sich bezüglich einer Impfung ganz auf die Spikes. Anhand der »harmlosen Beinchen« sollten die Immunzellen lernen, wie sie im Falle einer Infektion die kompletten Coronaviren neutralisieren können.

Egal welche Gentechnik verwendet wurde, um die neuen Impfstoffe herzustellen, alle Impfstoffe programmieren gesunde Körperzellen dahingehend um, SARS-CoV-2-Beinchen billionenfach herzustellen. Dabei wissen viele Bürger gar nicht, dass die Impfstoffe seitens der Europäischen Arzneimittel-Agentur nur eine temporäre Marktzulassung für ein Jahr erhalten haben. Diese »Notzulassung« erfolgte unter dem Vorbehalt weiterer Studien, in denen das Nutzen-Risiko-Verhältnis positiv nachgewiesen werden muss und nur unter der Voraussetzung einer »Notlage nationalen Ausmaßes«. Doch nun finden Forscher erschreckenderweise heraus, dass ausgerechnet die SARS-CoV-2-Spikes hauptsächlich für den Krankheitsprozess sind …

Kann dieser Albtraum tatsächlich wahr sein? Hat sich das Team um John Y-J. Shyy der University of California womöglich geirrt? Gibt es vielleicht weitere Forschungen zum Thema? Womöglich können Statistiken der Impfvorreiter-Länder, wie Israel, Malta, Gibraltar und England, Auskunft darüber geben, ob sich diese besorgniserregende Theorie bestätigen lässt. Denn sofern das Spike-Protein ursächlich für die mannigfaltigen Gerinnungs- und Gefäßkrankheiten ist, sollte sich dies in einer nahezu durchgeimpften Bevölkerung durch eine *Verschlechterung* der Lage abbilden. Anders gesagt: Gerade die »Impfländer« müssten paradoxerweise *steigende* Krankheits-, Sterbe- und Fallzahlen aufweisen.

Steigt man weiter in die freie Corona-Forschung ein, muss man leider konstatieren, dass andere Forscher zu ähnlichen Schlüssen kommen wie das Team um John Y-J. Shyy. In Deutschland hört man von den neuen Erkenntnissen allerdings so gut wie nichts. Ungeachtet dessen bestätigt ein Bericht des »*International Journal of Vaccine Theory, Practice, and Research*« Shyys Theorie. In »*Worse Than the Disease? Reviewing Some Possible Unintended Consequences of the mRNA Vaccines Against COVID-19*« von Stephanie Seneff (MIT, Cambridge) und Greg Nigh (Naturopathic Oncology, Immersion Health, Portland) gehen die Verfasser sogar noch weiter. Am Anfang heben die Autoren noch einmal hervor, dass man bezüglich Corona neue und riskante Wege in der Impfstoffherstellung beschritten hat. Die wichtigsten Novitäten, zusammengefasst von Stephanie Seneff und Greg Nigh:

1. *Erstmalige Verwendung von PEG (Polyethylenglykol) in einer Injektion*
2. *Erstmalige Verwendung der mRNA-Impfstofftechnologie gegen einen infektiösen Erreger*
3. *Erstmalige Markteinführung eines Produkts durch Moderna*
4. *Erstmalige Information der Gesundheitsbehörden an die Geimpften, dass mit Nebenwirkungen zu rechnen ist*
5. *Der erste Impfstoff, der nur mit vorläufigen Wirksamkeitsdaten öffentlich vorgestellt wird*
6. *Der erste Impfstoff, der keine eindeutigen Aussagen*

über die Reduzierung von Infektionen, Übertrag-
barkeit oder Todesfällen macht
7. *Der erste Impfstoff gegen Coronaviren, der jemals*
an Menschen getestet wurde
8. *Die erste Injektion von genetisch veränderten*
Polynukleotiden in die allgemeine Bevölkerung

Das Risiko einer Anaphylaxie direkt nach der Impf-
spritze, ausgelöst durch die in der mRNA-Technik ver-
wendete Nanohülle aus Polyethylenglykol, ist bereits
vielfach durch die Presse gegangen. Einige Menschen reagieren auf die Nanohülle allergisch, weil sich ihr Abwehrsystem über die Verwendung von Körpercremes, in
denen ebenfalls Polyethylenglykol enthalten ist, sensibilisiert hat. Aus diesem Grund müssen Impflinge immer
einige Minuten warten, bevor sie nach der Impfung gehen dürfen. Zudem sollte eine Notfallversorgung für
anaphylaktische Schocks vor Ort gewährleistet sein.
Doch abgesehen von den Hülleffekten, wie Allergien
gegen PEGs oder die Risiken elektrischer Restladungen,
sogenannter kationischer Lipide, von denen niemand
weiß, wie lange diese im Körper verbleiben und elek-
trisch aktiv sind, geht es in den neuesten Forschungen um
den toxischen Effekt der synthetisierten Spikes. Bevor
die durch die Impfung veränderten Körperzellen irgendwann absterben, synthetisieren sie Billionen SARS-CoV-2-
Spike-Proteine und setzen diese im Körper frei. Stephanie Seneff und Greg Nigh zitieren einen weiteren
Forscher, Yuichiro Suzuki, der ebenfalls die Toxizität der
Spike-Proteine erforscht hat:

»In einer Reihe von Arbeiten präsentierte Yuichiro Suzuki in Zusammenarbeit mit anderen Autoren ein starkes Argument, dass das Spike-Protein allein eine Signalantwort im Gefäßsystem mit potenziell weitreichenden Folgen verursachen kann (Suzuki, 2020; Suzuki et al., 2020; Suzuki et al., 2021; Suzuki und Gychka, 2021). Diese Autoren beobachteten, dass SARS-CoV-2 in schweren Fällen von COVID-19 signifikante morphologische Veränderungen des pulmonalen Gefäßsystems verursacht. [...] Darüber hinaus schlugen sie vor, dass ein ähnlicher Effekt als Reaktion auf die mRNA-Impfstoffe auftreten könnte, und sie warnten vor möglichen Langzeitfolgen sowohl für Kinder als auch für Erwachsene, die COVID-19-Impfstoffe auf Basis des Spike-Proteins erhielten (Suzuki und Gychka, 2021).

Eine interessante Studie von Lei et. al. (2021) fand heraus, dass Pseudoviren – Kugeln, die mit dem SARS-CoV-2-S1-Protein dekoriert sind, aber keine virale DNA in ihrem Kern enthalten – Entzündungen und Schäden sowohl in den Arterien als auch in der Lunge von Mäusen verursachten, die intratracheal exponiert wurden. Anschließend setzten sie gesunde menschliche Endothelzellen denselben Pseudovirus-Partikeln aus. Die Bindung dieser Partikel an endotheliale ACE2-Rezeptoren führte zu mitochondrialer Schädigung und Fragmentierung in diesen Endothelzellen, was zu den charakteristischen pathologischen Veränderungen im assoziierten Gewebe führte. Diese Studie macht deutlich, dass das Spikeprotein allein, *ohne Assoziation mit dem Rest des viralen Genoms, ausreicht, um die mit COVID-19 assoziierte Endo-thelschädigung zu verursachen. Die Implikationen für Impfstoffe, die Zellen dazu bringen sollen, das Spike-Protein zu produzieren, sind klar und geben Anlass zur Sorge. [...] Impfstoff-endogen erzeugtes Spike-Protein könnte sich auch negativ auf die Ho-den auswirken, da der ACE2-Rezeptor in den Ley-dig-Zellen der Hoden stark exprimiert wird (Verma et. al.). Mehrere Studien haben nun gezeigt, dass das Coronavirus-Spike-Protein in der Lage ist, über den ACE2-Rezeptor in die Zellen des Hodens zu gelan-gen und die männliche Fortpflanzung zu stören (Na-varra et. al., 2020; Wang und Xu, 2020).«*[4]

Das zunächst kaum verstandene, mannigfaltige Scha-densbild im menschlichen Körper, das Corona bei älte-ren und vorerkrankten Menschen ausbilden kann, lich-tet sich, sobald man einen zentralen Pathomechanismus verstanden hat. Die Krux von Corona-Spike-Proteinen ist nämlich, dass diese hervorragend an physiologischen Zell-Rezeptoren andocken können, die normalerweise wichtige Funktionen haben. Unglücklicherweise befin-den sich diese Rezeptoren auf diversen Zelloberflächen, insbesondere auf den Endothelzellen der Blutgefäße, den glatten Herzhäuten, den Blutplättchen (Thrombozyten),

---

4 *International Journal of Vaccine Theory, Practice, and Research*, »Worse Than the Disease? Reviewing Some Possible Unintended Con-sequences of the mRNA Vaccines Against COVID-19«, Stephanie Seneff, Greg Nigh, 16.06.2021, Übersetzung: Dr. Wolfgang Wodarg

in der Lunge, aber auch in den Hoden: die sogenannten *ACE2-Rezeptoren*.

Eine wichtige physiologische Funktion dieser Rezeptoren ist, eine Reihe von Hormonen einzuregeln, um den Blutdruck stabil zu halten. Es wird angenommen, dass bei einer Besetzung der Rezeptoren mit zu vielen Spikes ganze Kaskaden dieses hormonalen Regelkreises gestört werden. Sind zu viele Rezeptoren blockiert, kann das Hormon Angiotensin-II im betroffenen Areal so stark ansteigen, dass dies lokal zu massivem Bluthochdruck führt, weil sich die Blutgefäße unter dieser Hormonwirkung stark verengen. Insbesondere in der Lunge kann es zu Stauungen kommen, die bis zur Erstickung führen können. Ähnliche Mechanismen können sich aber auch im Herzen oder im Gehirn abspielen. Dann wären koronare Herzkrankheit oder Schlaganfall die Folge.

Für die im Folgenden beschriebenen Impfrisiken – Entzündungen, Thrombosen und Thrombozytopenie – scheint noch ein weiterer Pathomechanismus eine wichtige Rolle zu spielen, der ebenfalls auf die hohe Bioaktivität des Spike-Proteins zurückzuführen ist. Der Effekt nennt sich »fusion-from-without« (FFWO) und lässt sich schlecht ins Deutsche übersetzen (»Fusion von außen« oder »Fusion ohne«). Gemeint sind damit Verklebungen von zuvor gesunden Körperzellen, sobald sie mit Corona-Spikes in Kontakt kommen. Dabei verhakt das Spike die Zellen untereinander, dann scheint es zu einer Art Membranöffnung zu kommen, in deren Folge pathologische Riesenzellen entstehen, an deren Bildung sich viele Körperzellen beteiligen können. Diese Monsterzellen sind krank, können kleinere Gefäße verkleben und sterben in der Regel bald ab oder werden von Makrophagen aufgelöst. Was mich am meisten frappiert hat: Die Forschungsergebnisse zu diesem äußerst toxischen Spike-Effekt (FFWO) kommen nicht aus Übersee oder aus Japan, sondern stammen direkt aus der Quelle des deutschen Sicherheitsinstituts par excellence, dem Paul-Ehrlich-Institut:

> »Ein interdisziplinär arbeitendes Forschungsteam am Paul-Ehrlich-Institut (PEI) um Prof. Christian Buchholz, Leiter der Forschungsgruppe ›Molekulare Biotechnologie und Gentherapie‹, untersuchte in Zellkultur, in welchem Umfang die durch das Spikeprotein vermittelte Membranfusion stattfindet. [...] Wichtige Erkenntnis: Das SARS-CoV-2-Spikeprotein ist enorm fusionsaktiv: Selbst geringste, kaum mehr nachweisbare Mengen des Spikeproteins auf der Zelloberfläche reichen aus, um die Zellfusion und somit den Zelltod einzuleiten. Doch das Spikeprotein kann noch mehr: Es reicht der Kontakt von Viruspartikeln, welche das SARS-CoV-2-Spikeprotein auf ihrer Oberfläche tragen, mit menschlichen Zellen aus, dass diese miteinander fusionieren. Für die betroffenen Zellen kann die Fusion das Absterben bedeuten. Dieser als ›fusion-from-without‹ bezeichnete Prozess unterstreicht die enorme Membranfusionsaktivität des Spikeproteins. Eine weitere Erkenntnis der Forschergruppe: Die Gabe des Serums inklusive der neutralisierenden Antikörper von Patientinnen und Patienten, die COVID-19 überstanden hatten, hemmte

zwar sehr effizient die durch die Spikeproteine vermit-
telte Membranfusion von Viruspartikeln mit Zellen,
nicht dagegen die Fusion von Spikeprotein tragenden
Zellen untereinander.«[5]

Besonders der letzte Satz hat es in sich, einfach gesagt
bedeutet er:

> Antikörper, egal ob vorhanden, erworben oder
> gegeben, hemmen zwar den Eintritt ganzer
> Coronaviren in die Zellen, können aber den
> toxischen Effekt der Zellverklebungen nicht
> stoppen, sofern sich freie Spikes im Blut befinden
> und bereits mit Körperzellen interagiert haben.

Ehrlich gesagt verschlagen mir die Forschungsergebnisse
des PEI etwas die Sprache. Denn ebenso wie der Artikel
der *Frankfurter Rundschau,* der plötzlich abbricht, ist
auch in dieser Studie die naheliegende Schlussfolgerung
sakrosankt – ich spreche sie aus: Impfungen gegen SARS-
CoV-2 produzieren Billionen freie, toxische in höchstem
Maße bioaktive Spikes im menschlichen Körper.

Vielleicht sollte ich noch erwähnen, dass die Forschungsergebnisse um Prof. Buchholz unter dem Titel

---

5   PEI, »Messen, was verbindet – Gewebeschäden durch Zellfusion in
     COVID-19 und die Rolle des Spikeproteins«, März 2021, Original-
     publikation: Theuerkauf SA, Michels A, Riechert V, Maier TJ, Flory
     E, Cichutek K, Buchholz CJ (2021): Quantitative Assays Reveal Cell
     Fusion at Minimal Levels of SARS-CoV-2 Spike Protein and Fusion-
     from-Without. iScience 24: 102170.

»Quantitative assays reveal cell fusion at minimal levels of SARS-CoV-2 spike protein and fusion from without« Anfang 2021 im höchst renommierten *iScience* publiziert wurden. Es ist mir völlig unverständlich, dass es nach diesen Ergebnissen keine weiteren Nachfragen von Wissenschaftsjournalisten bezüglich der Toxizität von Impfung gab oder weitere Publikationen über das brisante Ergebnis. Die einzige mir bekannte Erwähnung erfolgte im Buch von Dr. Wolfgang Wodarg *(Falsche Pandemie)*, womit das Thema seitens der Medien leicht als »Verschwörungstheorie« abgetan werden kann. Zunächst wäre festzuhalten:

> Allein das Spike-Protein, ohne das komplette Virus, wirkt aufgrund seiner hohen Bioaktivität – ACE2-Bindung und Fusionsaktivität – toxisch. Doch abgesehen von der Toxizität des Spike-Proteins greifen nach der Impfung weitere Pathomechanismen, die unbedingt weiter erforscht werden müssen.

Thrombosen und Thrombozytopenie

Wie ich eingangs bereits schrieb, ist COVID keine »Lungenkrankheit«, sondern betrifft vor allem das Kapillarsystem des Blutkreislaufs. Nicht anders bei der Impfung. Traurige Berühmtheit bezüglich der Impfnebenwirkungen erlangte die sogenannte *Sinusvenenthrombose*, auf die ich später noch zurückkomme. Anhand der Lokalisation des Geschehens in den Sinusvenen, wo der Blutabfluss aus dem Gehirn stattfindet, lässt sich ein zentraler Mechanismus der Nebenwirkungen beschreiben. Warum sind so häufig Sinusvenen betroffen? Inzwischen hat man verstanden, dass der Impfstoff nach der Injektion eben nicht im Muskel des Oberarms verbleibt, sondern sofort vom Blutstrom mitgerissen wird und sich im ganzen Körper verteilt. Die Target-Zellen für die mRNA-Therapie sind eben nicht, wie ursprünglich geplant, nur Muskelzellen. Leider hat sich herausgestellt, dass insbesondere dort, wo der Blutfluss wieder langsamer wird, also in den beruhigten Zonen des venösen Rückflusses, der Impfstoff am besten in die Zellen eindringen kann. Da Sinusvenen einen sehr geringen Druck haben, ist es für die Nanopartikel hier besonders leicht, die normalerweise spiegelglatte Zellschicht der Innenfläche der Blutgefäße, das Endothel, zu befallen. Hat man diesen Mechanismus verstanden, erhellen sich auch viele andere Manifestationen der Impfnebenwirkungen. Auch in der Lunge, im Herzen oder im Gehirn fließt das Blut im venösen Schenkel des Blutsystems sehr langsam, und in all diesen Regionen haben Thrombosen natürlich verheerende Wirkungen.

Nach einer Corona-Impfung kommt es tatsächlich zu einer erfolgreichen Antikörperproduktion gegen Spikes – eben darauf ist die Impfindustrie so stolz. Die veränderten Körperzellen stellen nach der Impfung zunächst massenhaft Corona-Spikes her. Wenige Tage später produzieren die Abwehrzellen des Immunsystems Unmengen Antikörper *gegen* diese Spikes. Wie weiter oben bereits geschrieben, muss man sich spezifische Antikörper als eine Art komplementäres Gegenstück zu den Spikes vorstellen. Die Antikörper sollen die Spikes, beziehungsweise bei einer echten Infektion die kompletten Viren, neutralisieren, indem sie deren Andocken an den Körperzellen verhindern. Über einen recht langen Zeitraum nach der Impfung laufen somit der Syntheseprozess, also die Herstellung der Spikes, und die Neutralisierung der Spikes durch frisch hergestellte Antikörper parallel.

Unglücklicherweise werden die toxischen Spikes in vorher gesunden Körperzellen synthetisiert. Bevor die veränderten Körperzellen an diesem Syntheseprozess zugrunde gehen, versuchen sie, die Spikes nach außen in den interzellularen Raum loszuwerden, was aber nur teilweise gelingt. Körperzellen beginnen sich mit den Spikes zu »bestacheln«, indem sie die Spikes durch die Zellmembran nach außen schieben. Für die beschriebenen T-Lymphozyten sehen diese Körperzellen danach aus wie monströse »Riesenviren«, die bekämpft werden müssen. Soeben hergestellte Antikörper beginnen auf den ominösen Zellen zu haften, was weitere Abwehrzellen auf den Plan ruft. Schlussendlich werden die veränderten Körperzellen als »fremd« oder »krank« bewertet. Aufgrund der Anhaftung von Antikörpern und weiterer Abwehrzellen kann es zu großen Zell-Konglomeraten kommen. Hinzu kommt der weiter oben beschriebene Fusionseffekt »fusion-from-without« (FFWO). Da die Impfung dazu führt, dass die Zellen sowohl freie Spikes in den intrazellulären Raum entlassen als auch sich mit Spikes »bestacheln«, sind die nachfolgenden Effekte wenig verwunderlich. Ich zitiere noch einmal das PEI:

»Selbst geringste, kaum mehr nachweisbare Mengen des Spikeproteins auf der Zelloberfläche reichen aus, um die Zellfusion und somit den Zelltod einzuleiten.«

Sofern die Endothelzellen in den kleinen Kapillaren der Blutgefäße mit einer Spikesynthese beginnen, kann es dort zu Entzündungen und Verklebungen kommen, zumal sich Thrombozyten massiv am Geschehen beteiligen. Da die Blutgefäße durch den weiter oben beschriebenen ACE2-Mechanismus ohnehin eng gestellt sind, erhöht sich die Thrombosegefahr massiv. Thrombosen, also die Verstopfung der Adern, und Thrombozytopenie, das heißt die Verminderung der Blutplättchen, sind die Folgen und wohl die berühmtesten Nebenwirkungen einer Corona-Impfung. Das neue Syndrom nennt sich *TTS (Thrombose mit Thrombozytopenie)* und ist medizinisch paradox. Klassischerweise würde man bei einer *Verminderung* der Blutplättchen, die Thrombozytopenie, eine starke Blutungsneigung vermuten und keine Verstopfung der Adern. Beim TTS-Syndrom hat man aber beides zugleich. Diskutiert wird in diesem Zusammenhang eine Autoimmunreaktion gegen den sogenannten *Plättchenfaktor 4 (PF4),* da hohe Konzentrationen von Antikörpern gegen diesen Faktor gefunden wurden. Die betroffenen Patienten beginnen wenige Tage nach der Impfung zu bluten *und* haben verstopfte Adern. Inzwischen sind so viele Menschen am TTS-Syndrom gestorben, dass sich einige Impfstoffhersteller gezwungen sahen, ihre »Rote-Hand-Bücher«, eine Art Beipackzettel zum Impfstoff, mit entsprechenden Warnungen zu versehen. Selbst das Paul-Ehrlich-Institut sah sich in seinem Sicherheitsbericht genötigt, Stellung zu beziehen:

> *Medizinisches Fachpersonal sollte daher auf erste Anzeichen und Symptome einer Thrombose und/ oder Thrombozytopenie achten. Die Geimpften sollten informiert werden, sofort eine Ärztin beziehungsweise einen Arzt aufzusuchen, wenn sie wenige Tage nach der Impfung Symptome wie Kurzatmigkeit, Brustschmerzen, Beinschwellungen, Schmerzen im Bein oder anhaltende Bauchschmerzen, Übelkeit oder Erbrechen entwickeln. Außerdem sollten alle Personen, die nach der Impfung neurologische Symptome wie starke oder anhaltende Kopfschmerzen, verschwommenes Sehen, Krampfanfälle aufweisen oder bei denen nach einigen Tagen auf der Haut Blutergüsse (Petechien) außerhalb der Injektionsstelle der Impfung auftreten, umgehend eine Ärztin oder einen Arzt aufsuchen.«* [6]

Verantwortungsvolle Ärzte empfehlen nach einer Corona-Impfung daher die Bestimmung des sogenannten *D-Dimere-Wertes*, mit dem sich eine Thromboembolie ausschließen lässt. Zugleich sollte nach der Impfung immer auch die Anzahl der Blutplättchen bestimmt werden.

Professor Sucharit Bhakdi weist in seinen Vorträgen explizit darauf hin, dass alle hier nur vereinfacht dar-

---

6   Paul-Ehrlich-Institut, »Verdachtsfälle von Nebenwirkungen und Impfkomplikationen nach Impfung zum Schutz vor COVID-19«, 07.05.2021

gestellten Effekte eine ungeheure Verstärkung erfahren, sobald *wiederholt* geimpft wird. Verantwortlich dafür ist ein zum Immunsystem gehörendes System von Plasmaproteinen, das sogenannte Komplementsystem. Diese Eiweiße kreisen normalerweise gelöst im Blutplasma des Menschen und sind im nicht aktivierten Zustand harmlos. Ähnlich wie bei Plastiksprengstoff, aus dem sich ohne Zünder lustige Figuren kneten lassen, wird auch das Komplementsystem zu Dynamit, sobald es durch einen »Zünder« scharf gestellt wird. Ist diese Aktivierungskaskade erst einmal angelaufen, haben die Endprodukte dieser Eiweiße extrem zellzersetzende Eigenschaften.

Bei der ersten Impfung ist die schädigende Wirkung auf die Endothelzellen der kleinen Blutgefäße hauptsächlich noch auf Killer-Lymphozyten zurückzuführen. Diese lösen die mit Spikes befallenen Zellen auf, so kann es zu ersten Gefäßwandschäden und zur Bildung von Thromben kommen. Da bei der Erstimpfung zunächst nur wenig Antikörper vorhanden sind, bleibt die Aktivierungskaskade des Komplementsystems in der Regel aber aus. Wenn es aber bei einer Zweit- oder Drittimpfung zu einer erneuten Synthese von Spikes kommt, sind aufgrund der Erstimpfung viele Antikörper sofort verfügbar. Die nachfolgende heftige Abwehrreaktion stellt nun zusätzlich auch das Komplementsystem scharf, das jetzt zu einer weitaus extremeren Zerstörung der Gefäßwände beiträgt. Aufgrund der »löchrigen« Gefäßwand kommt es jetzt nicht nur zu Thromben, sondern auch zum Plasmaaustritt in den interzellularen Raum. mRNA-Nanopartikel haben jetzt die Chance, die Blutbahnen zu verlassen und jede beliebige

Zelle zu befallen: Gehirnzellen, Leberzellen, Herzzellen ...
Da diese Zellen nach Kontakt mit mRNA-Impfstoff wiederum Spikes produzieren, werden diese Zellen ebenfalls zu Zielobjekten der Immunabwehr. Die Folgen laufen schlussendlich ähnlich ab wie bei einer Autoimmunkrankheit. Mehr dazu im nächsten Unterkapitel.

Autoimmunkrankheiten

Als böten obige Pathomechanismen nicht schon genug Anlass zur Sorge, stellt die unabhängige Corona-Forschung leider weitere Risiken fest:

> *»Eine andere Gruppe (Ehrenfeld et. al., 2020) untersuchte in einer Arbeit, die sich vor allem mit dem breiten Spektrum an Autoimmunerkrankungen befasst, die in Verbindung mit einer früheren SARS-CoV-2-Infektion gefunden wurden, wie das Spike-Protein ein solches Spektrum an Erkrankungen auslösen könnte. Sie berichten in Tabelle 1 dieser Referenz über Reihen von Heptapeptiden innerhalb des menschlichen Proteoms, die sich mit dem von SARS-CoV-2 erzeugten Spike-Protein überschneiden. Sie identifizierten 26 Heptapeptide, die beim Menschen und im Spike-Protein vorkommen.«*[7]

---

7   International Journal of Vaccine Theory, Practice, and Research, »Worse Than the Disease? Reviewing Some Possible Unintended Consequences of the mRNA Vaccines Against COVID-19«, Stephanie Seneff, Greg Nigh, 16.06.2021, Übersetzung: Dr. Wolfgang Wodarg

Nachdem man das Genom der Corona-Spikes bis auf die Kernbasenabfolge analysiert hatte, musste man mit Erschrecken feststellen, dass einige Eiweißgruppen innerhalb der Spikes identisch mit endogen vorkommenden Proteinen sind. In Wirklichkeit ist dieses Ergebnis nicht sehr verwunderlich, schließlich läuft der Austausch von Virus- und Menschengenom als offener, evolutionärer Prozess seit Millionen Jahren. Nur wer die Welt mechanistisch betrachtet und in Teilfragmente zerlegt, ohne das große Ganze zu sehen, kann auf die Idee kommen, derart grob in einen komplexen, holistischen Prozess einzugreifen. Sobald man die Immunabwehr anleitet, Antikörper gegen diese Eiweißgruppen herzustellen, erhöht man damit zugleich auch das Risiko, dass ebendiese Antikörper artverwandte, gutartige Körpereiweiße als »fremd« markieren.

Inzwischen hat man bei auffällig vielen Autoimmunerkrankungen festgestellt, dass zuvor unerkannte SARS-CoV-2-Infektionen durchgemacht wurden. Denn auch natürlich erworbene Antikörper gegen Corona-Spikes stehen in dem Verdacht, gegen eine ganze Reihe physiologischer Heptapeptide, also ähnliche Eiweiße wie im Corona-Spike, vorzugehen. Anders gesagt:

Bei entsprechender Disposition können Spike-Antikörper das Risiko von Autoimmunkrankheiten erhöhen.

Antikörper mit guter Bindung an SARS-CoV-2-Spikes markieren dann nebenbei auch noch gesunde Körperzellen, die ähnliche Proteine enthalten wie die Spikes.

Daraufhin greifen weitere Killerzellen das gesunde Körpergewebe an und lösen es auf. Nach einer Impfung gegen SARS-CoV-2 könnten sich aufgrund dieses Pathogenprimings, also einer Krankheitsverstärkung aus gewollter Immunverstärkung, langfristig viele der bekannten Autoimmunerkrankungen manifestieren, so die Sorge der Forscher. Ähnliche Eiweiße wie in einem Corona-Spike finden sich vor allem im Darm (die entsprechende Autoimmunkrankheit wäre Zöliakie), in der Schilddrüse (die entsprechende Autoimmunkrankheit wäre Hashimoto-Thyreoiditis) und im Nervengewebe (die entsprechende Autoimmunkrankheit wäre Multiple Sklerose). Sofern ein Pathogenpriming nach der Impfung stattgefunden hat, helfen nur noch jahrelange Medikationen mit starken Immunsuppressiva wie beispielsweise Kortison.

Abgesehen vom Pathogenpriming aufgrund der Ähnlichkeit von Spike-Proteinen mit Körpereiweißen habe ich weiter oben bereits einen weiteren Schadmechanismus beschrieben, der ebenfalls schwere Autoimmunreaktionen hervorrufen kann. Es ist nämlich fatal, wenn sich mRNA-Impfpartikel als Targetzellen eben nicht »nur« Muskelzellen oder Endothelzellen aussuchen. Insbesondere wenn es zu starken Gefäßwandschäden kommt, können Nanopartikel prinzipiell jede Zelle befallen und diese umprogrammierten Spikes herstellen. Bestacheln sich dann beispielsweise Nervenzellen mit Spikes, ruft dies natürlich ebenfalls die ganze Abwehrkaskade auf den Plan. Es kommt zu Entzündungen, und zuvor gesundes Nervengewebe wird aufgelöst, das Schadbild ähnelt einer MS.

Einer der hochrangigsten Mahner bezüglich autoimmunologischer Langzeitschäden ist kein Geringerer als der Medizin-Professor Wolf-Dieter Ludwig. Ludwig ist seit 15 Jahren Vorsitzender der Arzneimittelkommission der deutschen Ärzteschaft und durchaus kein Impfgegner. In diversen Interviews beantwortet er die Frage bezüglich der Langzeitschäden einer COVID-19-Impfung trotzdem erstaunlich kritisch, ein Beispiel:

»*Frage an Prof. Ludwig:*
Etwa seit Jahresbeginn impfen westliche Länder Erwachsene gegen Sars-CoV-2, um schwere Verläufe von COVID-19 zu verhindern. Mit Ausnahme des Impfstoffs von Astra Zeneca sind bisher keine schwerwiegenden Nebenwirkungen bekannt geworden. Kann man diesbezüglich nicht Entwarnung geben?

Antwort:
Nein. Es handelt sich um neuartige Impfstoffe, die mit großer Geschwindigkeit entwickelt wurden. Weder bei den mRNA-Impfstoffen noch bei den adenoviralen Vektorimpfstoffen wissen wir etwas über ihre Langzeittoxizität. Man kann beispielsweise nicht ausschließen, dass die durch die Vakzine gebildeten Antikörper sich nicht eines Tages gegen körpereigene Strukturen richten. Solche Autoimmunerkrankungen wären erst nach einer längeren Beobachtungsdauer zu erwarten.

Frage an Prof. Ludwig:
Laut der Pressesprecherin des Paul-Ehrlich-Instituts (PEI), also der für Impfstoffe zuständigen Behörde in

Deutschland, brauche man potenzielle Langzeit-nebenwirkungen der COVID-19-Impfstoffe nicht zu fürchten. Auch die Schweizer Vakzinologin Claire-Anne Siegrist wies darauf hin, dass schwere Nebenwirkungen innerhalb der ersten drei Monate nach der Impfung auftreten würden. Das hätte man doch inzwischen bemerkt?

Antwort:
Ich halte derartige Aussagen für sehr mutig und auch verfrüht, da die jetzt zugelassenen Impfstoffe teilweise mittels neuer Technologien erstmals hergestellt wurden und Langzeiterfahrungen zu ihnen deshalb nicht vorliegen. Es gibt vom PEI unabhängige Wissenschaftler, die das anders sehen. Die mRNA-Impfstoffe enthalten sogenannte Lipid-Nanopartikel, die einerseits die Haltbarkeit der mRNA während der Lagerung gewährleisten und andererseits den zu raschen Abbau der mRNA im Körper verhindern sollen. In tierexperimentellen Studien – allerdings mit einer deutlich höheren Dosis des BioNTech/Pfizer-Impfstoffs – hat man gesehen, dass diese Nanopartikel Entzündungen im Körper auslösen können. Solche Folgen würde man erst nach längeren Zeiträumen bemerken. Wir können deshalb derzeit noch nicht endgültig sagen, ob diese Lipid-Nanopartikel Nebenwirkungen auslösen können.«[8]

---

8 infosperber.ch, »Corona: ›Die Information der Öffentlichkeit ist unbefriedigend‹«, Interview mit Prof. Ludwig, 11.06.2021

Infektionsverstärkende Antikörper

Es gibt noch einen weiteren Mechanismus, der dem Pathogenpriming ähnelt und den viele unabhängige Forscher im Zusammenhang mit Corona befürchtet haben. Der Prozess klingt vollkommen paradox und nennt sich *infektionsverstärkende Antikörper*. Wikipedia erklärt recht verständlich, worum es sich dabei handelt:

> »Als *infektionsverstärkende Antikörper (engl. antibody dependent enhancement, ADE) werden Antikörper bezeichnet, die sich an die Oberfläche von Viren binden, diese jedoch nicht neutralisieren, sondern zu einer verbesserten Aufnahme des Virus in eine Zelle führen und damit die Ausbreitung und Vermehrung des Virus begünstigen. Infektionsverstärkende Antikörper fördern eine Immunpathogenese und bilden eine mögliche Gefahr bei der Entwicklung von Impfstoffen. Infektionsverstärkende Antikörper werden bei einer Erstinfektion mit einigen Viren gebildet und bewirken erst bei einer Zweitinfektion mit dem gleichen oder einem ähnlichen Subtyp des Virus einen schwereren Krankheitsverlauf.«*[9]

Sofern sich nach einer Impfung das ADE-Syndrom einstellt, bildet die Immunabwehr keine *neutralisierenden* Antikörper, sondern *bindende* Antikörper. Die Bildung

---

9   Wikipedia, »Infektionsverstärkende Antikörper«, Stand 13.10.2021

dieser besonderen Variante von Antikörpern führt dann bei einer Zweitinfektion nicht zur Immunität, sondern zu einem weitaus schlimmeren Krankheitsverlauf, da bindende Antikörper den Coronaviren sogar dabei helfen, noch besser in die Zellen eindringen zu können. Glücklicherweise stehen relativ wenige Krankheiten im Verdacht, infektionsverstärkende Antikörper ausbilden zu können, leider gehört SARS-CoV-2 jedoch dazu. Schon zu einem recht frühen Zeitpunkt der Pandemie warnten Forscher wie der ehemalige Direktor des Instituts für klinische Toxikologie am Universitätskrankenhaus Eppendorf, Prof. Stefan Hockertz, davor, dass man gerade bei Corona damit rechnen müsse, dass nach Impfstoffgabe bindende Antikörper entstehen könnten. Immerhin hatten frühere Impfstoffentwicklungen bei ähnlichen Viren, beispielsweise SARS-CoV, MERS-CoV und Respiratory Syncytial Virus, RSV, diese Tendenz gezeigt und antikörperabhängige Verstärkungen ausgelöst. Damals brach man die Entwicklung der Impfstoffe ab. Zur ADE-Problematik sowie zur Toxizität des Spike-Proteins äußerte sich im Juni 2021 kein Geringerer als der Erfinder der mRNA-Impfstoff-Technologie, Dr. Robert Malone.

»Malone bewertet die Daten aus verschiedenen Quellen, denen zufolge die Impflinge weiterhin genauso infektiös sind wie Ungeimpfte, und es unter den COVID-Hospitalisierten und -Toten mindestens zu keiner Reduktion, sondern eher zu einer Erhöhung des Anteils der Impflinge kommt, vor allem aber die Pfizer-Meldung zum erhöhten Virustiter im

Nasen-Rachen-Epithel etwa 6 Monate nach der Imp-
fung als Zeichen für ADE.«[10]

Was Dr. Malone noch im Juni 2021 als Befürchtung ausspricht, scheint sich nach einer neuen englischen Studie,
vom 9. August 2021, zu bestätigen. Die inzwischen durch
unabhängige Gutachter bestätigte Studie *»Infection-enhancing anti-SARS-CoV-2 antibodies recognize both the
original Wuhan/D614G strain and Delta variants. A potential risk for mass vaccination?«* (Nouara Yahi, Henri
Chahinian, Jacques Fantini) kommt zu dem Schluss:

*»[…] unsere Daten deuten darauf hin, dass das Gleich-
gewicht zwischen neutralisierenden und fördernden
[bindenden] Antikörpern bei geimpften Personen
für die Neutralisierung des ursprünglichen Wuhan/
D614G-Stammes spricht. Bei der Delta-Variante haben neutralisierende Antikörper jedoch eine verringer-
te Affinität zum Spike-Protein, während erleichternde
[bindende] Antikörper eine auffallend erhöhte Affinität aufweisen. Daher kann ADE ein Problem für Menschen sein, die Impfstoffe erhalten, die auf der ursprünglichen Wuhan-Stamm-Spike-Sequenz (entweder
mRNA oder virale Vektoren) basieren.«*[11]

---

10 Achgut.com, »Schlechtere Krankheitsverläufe nach Covid-Impfung?«,
Jochen Ziegler, 05.08.2021

11 www.journalofinfection.com, »Infection-enhancing anti-SARS-CoV-2
antibodies recognize both the original Wuhan/D614G strain and Delta
variants. A potential risk for mass vaccination?« Nouara Yahi, Henri
Chahinian, Jacques Fantini, 09.08.2021

Einfach gesagt: Jeder Mensch, dem eine Substanz gespritzt wurde, die seine Körperzellen dazu gezwungen hat, Spikes des Wuhan/ D614G-Stammes zu synthetisieren – und dies ist derzeit bei *allen* COVID-19-Impfstoffen der Fall –, läuft bei einer Ansteckung mit der aktuellen Delta-Variante Gefahr, dass die gebildeten Antikörper nicht neutralisierend, sondern *bindend* wirken.

Bei Geimpften kann die neue Wildform des Virus daher wesentlich leichter in die Zellen eindringen. Schaut man sich die aktuellen Hospitalisierungszahlen mit hohem Anteil geimpfter Patienten mit teilweise schweren Verläufen an (Karl Lauterbachs »Durchbruchinfektionen« …), spricht viel dafür, dass es sich um ADE-Effekte im Zusammenspiel mit der von Prof. Sucharit Bhakdi beschriebenen Aktivierung des Komplementsystems handelt.

Letztendlich ist es sehr wahrscheinlich, dass Patienten mit einer natürlich erworbenen Immunität breiter aufgestellt sind. Geimpfte scheinen zwar eine spezifische Immunität gegen die ursprüngliche Wuhan-Virusvariante aufzuweisen (die es als Wildvariante inzwischen gar nicht mehr gibt), haben dafür aber ohne dauerhaft modifizierte Auffrischungsimpfungen kein sehr breit aufgestelltes, effektives Abwehrsystem mehr. Über den Effekt einer nach Impfung spezifisch funktionierenden Abwehr, die dafür aber bei anderen Virusstämmen schwächelt, wird inzwischen offen diskutiert. Selbst der pro Impfung eingestellte Virologe Prof. Dr. Alexander Kekulé sprach die Ergebnisse einer diesbezüglichen Studie in einem MDR-Interview vom 25. Mai 2021 offen an:

>*Es gibt gerade eine Studie von Anfang Mai, die in Holland gemacht wurde, und da hat man genauer untersucht, was passiert eigentlich nach der Impfung mit so einem RNA-Impfstoff, also BioNTech hat man in dem Fall genommen, aber Moderna wird genauso funktionieren. […] Und da ist es so, was eben hier faszinierend ist, dass diese Modulation, das haben die Holländer jetzt gerade gezeigt, so ist, dass bestimmte Abwehrmechanismen also z. B. gegen bestimmte Viren und Bakterien, also andere Viren und Bakterien, gebremst werden durch die Impfung. Das heißt, ich impfe gegen SARS-CoV-2. Dann gibt es natürlich eine Aktivierung der Antwort gegen dieses neue Virus. Aber parallel wird die Antwort gegen andere Viren z. B. gebremst. Also, es ist sozusagen eine Umleitung der Aktivität auf das SARS-CoV-2, und gegen andere Viren ist man dann sozusagen weniger gut immun. […] Und das heißt, das ist interessant, dass eine neue Tür aufgemacht wurde in der Forschung, wo dahinter riesige Katakomben und verzweigte Gänge sind, die in den nächsten Jahrzehnten noch erforscht wurden. Und die Autoren aus Holland, die sagen: Wir schließen daraus, dass dieses sehr komplexe Reprogrammieren sowohl der angeborene Immunantwort als auch der erworbenen, dass das berücksichtigt werden sollte bei der Anwendung dieser neuen Klasse von Impfstoffen. Das heißt,*

unter Fachleuten ist das so ein bisschen ein erhobener Zeigefinger: Schaut mal her, das ist komplett unerwartet und neu – woher wollt ihr wissen, was in 30 Jahren noch alles so herausgefunden wird? Sonst müssten wir Virologen ja aufhören zu forschen.«[12]

Sinusvenenthrombose und Myokarditis

Zum besseren Verständnis habe ich die am häufigsten diskutierten Impfnebenwirkungen oben systematisiert und in vier Punkten zusammengefasst:

1. Das Spike-Protein selbst, ganz ohne das Virus-Genom, wirkt toxisch, da es physiologisch wichtige ACE-2-Rezeptoren blockiert und außerdem zu krankhaften Zellfusionen führt.

2. Das nach der Impfung veränderte Körpergewebe neigt im Bereich der Blutkapillaren zu Entzündungen, Thrombosen und einer Verminderung von Blutplättchen.

3. Aufgrund der hohen Ähnlichkeit der Spike-Proteine mit physiologisch vorkommenden Körpereiweißen könnten die nach der Impfung gebildeten Antikörper langfristig eine Reihe von Autoimmunkrankheiten auslösen.

12 *MDR Aktuell,* »Kekulés Corona-Kompass«, 25.05.2021

4. Die SARS-CoV-2 Impfung steht im Verdacht, paradoxe, »bindende« Antikörper zu produzieren. Greift dieses »ADE-Phänomen«, können Reinfektionen mit einem echten Coronavirus bei Geimpften zu wesentlich schwereren Krankheitsverläufen führen.

Schaut man sich meine Kategorien genauer an, wird schnell deutlich, dass man diese wiederum in die beiden Gruppen der *Akut-* und *Langzeitfolgen* einteilen kann. Zu den Langzeitfolgen gehören Nr. 3. und 4., also das ADE-Phänomen, das sich ja erst bei einer Zweitinfektion mit Corona zeigt, sowie der Verdacht, das Risiko von Autoimmunkrankheiten könnte langfristig erhöht werden. Nr. 1 und 2. beschreiben hingegen die akuten Phänomene. Diese lassen sich noch einmal in allergische Soforteffekte (unmittelbar nach der Injektion) und in Thrombose, Entzündungs- und Gerinnungsstörungen einteilen, die sich Stunden, Tage oder Wochen nach der Impfung manifestieren.

Traurige Berühmtheit haben dabei die zwei bereits beschriebenen Krankheitsbilder erlangt, die zu den meistdiskutierten Hauptrisiken der Impfung zählen: *Sinusvenenthrombose* und *Myokarditis*. Das Erschreckende: Insbesondere junge Menschen, bei denen derartige Erkrankungen normalerweise unterrepräsentiert sind, gehören zur betroffenen Gruppe. Auf der Schweizer Internetplattform *bachheimer.com* postet ein Arzt anonym seine Erfahrungen von seiner Arbeit in einer Münchner Herzklinik:

»Ein paar Berichte aus meiner täglichen Praxis auf der Intensivstation eines Herzzentrums, nur aus den vergangenen 10 Tagen? Sehr gerne!

› Männlich, 19 Jahre, bisher herzgesund, Myocarditis im schweren Verlauf, LEF unter 30 %. 4 Tage nach 2. Impfung.
› Männlich, 23 Jahre, Myocarditis, Mitralklappenstenose, bisher herzgesund, 8 Tage nach 1. Impfung.
› Weiblich 17 Jahre, Myocarditis, nachfolgend Lungenembolie, bisher herzgesund, Tag 1 nach 2. Impfung.
› Männlich, 20 Jahre, Tachyarrhythmie, Myocarditis, bisher herzgesund, Tag 7. nach 1. Impfung.
› Weiblich, 16 Jahre, Myocarditis mit fulminantem Verlauf, Ende offen, Tag 2 nach 2. Impfung.

Dazu sieben weitere Patienten mit Herzbeschwerden die aktuell stationär von mir aufgenommen wurden, jedoch (noch) nicht intensivpflichtig sind. Ich habe immer vor dieser Impfung gewarnt und sehe aktuell keinerlei Anlass, meine Meinung zu ändern. COVID-Positive derzeit elf stationär. Davon fünf zweifach und drei einfach geimpft. Drei zweifach geimpft mit schwerem Verlauf. Keine andere Substanz würde unter diesen Umständen noch gegeben werden! Es rollt ein riesiges Desaster auf uns zu. Für die Geimpften ist der ›Impfschutz‹

*und ein Viruskontakt die Fahrkarte in die Intensiv-
medizin.*«[13]

Ob dieser anonyme Post eines angeblichen Mediziners
tatsächlich echt ist, kann man schwer beweisen. Duktus
und Fachwissen sprechen jedoch dafür, dass sich hier tatsächlich ein erfahrener Facharzt äußert. Interessant ist
vor allem der letzte Satz dieses Berichtes. Denn ein fulmi-
nanter Verlauf bei Geimpften, *bei erneutem Viruskontakt*, spricht schon sehr für die ADE-These. Auf jeden
Fall gibt es auch ganz offiziell auffallend viele Berichte,
in denen es bezüglich der Impf-Nebenwirkungen um
Entzündungsreaktionen des Herzens geht. Aus diesem
Grund musste auch der aktuelle Sicherheitsbericht des
Paul-Ehrlich-Instituts (PEI) angepasst werden. Im aktua-
lisierten Bericht vom 19. August 2021 heißt es:

> *»Das Paul-Ehrlich-Institut (PEI) berichtet über
> 131 671 aus Deutschland gemeldete Verdachtsfälle
> von Nebenwirkungen oder Impfkomplikationen im
> zeitlichen Zusammenhang mit der Impfung mit den
> mRNA-Impfstoffen Comirnaty (BioNTech Manu-
> facturing GmbH), Spikevax (MODERNA BIO-
> TECH SPAIN, S.L.) sowie den Vektorimpfstoffen
> Vaxzevria (AstraZeneca AB) und COVID-19-Impf-
> stoff Janssen zum Schutz vor COVID-19 von Beginn
> der Impfkampagne am 27.12.2020 bis zum*

---

13 Bachheimer.com, »Unser Mann an der Münchner Klinik zum RKI-
Bericht«, 20.08.2021

31.07.2021. […] In Fachzeitschriften wurden außerdem mehrere gut dokumentierte Fallserien einer Myokarditis nach COVID-19-Impfung veröffentlicht, wobei in Übereinstimmung mit den Daten der Spontanerfassung überwiegend Fälle nach der zweiten Dosis beider mRNA-Impfstoffe beschrieben wurden. Die Patienten stellten sich ausnahmslos mit Brustschmerzen vor, die häufig in kurzem Abstand von zwei bis drei Tagen nach einer zweiten mRNA-Impfung auftraten. Einige Patienten berichteten zudem auch über Fieber und Myalgie. Es handelte sich vorwiegend um gesunde junge Männer, die wegen Myokarditis ins Krankenhaus eingeliefert wurden. […] Einen blanden Verlauf der Myokarditis berichtete auch das israelische Gesundheitsministerium bei über 148 Myokarditisfällen, die innerhalb von 30 Tagen nach der mRNA-Impfung auftraten, unter 10,4 Millionen geimpften Personen, wobei die meisten Fälle nach einer zweiten Impfung bei Männern im Alter von 16 bis 30 Jahren gemeldet worden waren. Die überwiegende Mehrzahl der Fälle erforderte einen Krankenhausaufenthalt von bis zu vier Tagen. Auch nach Impfung von Jugendlichen im Alter von 12 bis 17 Jahren mit Comirnaty wurden Fälle einer Myo-/Perikarditis häufiger nach der zweiten Impfdosis beobachtet. Betroffen sind auch hier vorwiegend männliche Jugendliche.«

Der Bericht des Paul-Ehrlich-Instituts weist abschließend, aber explizit darauf hin, dass ungeachtet dieser dramatischen Nebenwirkungen, die Nutzen-Risiko-Abwägung immer noch eindeutig pro Impfung ausfällt. Auf die statistische Verzerrung »Corona-Tote« vs. »Impfschäden« komme ich später noch zurück.

Die sogenannte *Sinusvenenthrombose,* kurz SVT, ist die zweite Krankheit, die im Zusammenhang mit Impfungen traurige Berühmtheit erlangte. Anders als bei der Myokarditis sind nach Impfstoffgabe diesmal vorwiegend junge Frauen betroffen. Bei der SVT sind die blutabführenden Gefäße der Hirnvenen durch Blutgerinnsel verstopft, in der Folge stellt sich ein brutaler Kopfschmerz ein, der überhaupt nicht auf herkömmliche Schmerzmittel anspricht. Wird die Ursache nicht sofort beseitigt, steigt der Druck im Gehirn so stark an, dass schwere Übelkeit, Lähmungen, Seh- und Sprachstörungen hinzukommen. Zur Differenzialdiagnose einer Abklärung anderer Ursachen sollte bei jungen Frauen, die nach Impfstoffgabe unter heftigen Kopfschmerzen leiden, unbedingt der bereits erwähnte D-Dimere-Wert bestimmt werden. Unglücklicherweise kommt es bei 52,6 % der Geimpften mit dem AstraZeneca-Impfstoff ohnehin zu sehr heftigen Kopfschmerzen, was die SVT-Diagnose nicht unbedingt erleichtert. Da SVT oftmals im Zusammenhang mit einer Thrombozytopenie auftritt (siehe Seite 35), sollten Ärzte bei jungen Frauen mit Kopfschmerzen nach Impfstoffgabe immer auf Blutungszeichen in der Haut achten. Nach einer Studie der Universität Oxford soll das Risiko, nach einer COVID-19-Infektion eine Sinusvenenthrombose zu bekommen, rund 100-mal höher sein als in der Allgemeinbevölkerung. Immerhin kommt dieselbe Studie zu dem Schluss, dass sich das SVT-Risiko auch nach einer Corona-Impfung, egal mit welchem Impfstoff, auf das Zehnfache erhöht.[14] Da man als Pathomechanismus die verheerende Spike-Wirkung im Endothel der Sinusvenen voraussetzen darf, ist das angegebene, vergleichsweise geringere Risiko nach einer Impfung eher verwunderlich. Immerhin synthetisiert der Körper nach der Impfung Billionen toxischer Spikes, und klinisch sichtbar wurden die vielen Sinusvenenthrombosen junger Frauen erst nach dem Start der Massenimpfungen.

Mit der Beschreibung von Sinusvenenthrombosen und Myokarditis sind die Impf-Nebenwirkungen bei Weitem nicht vollständig. Es gibt eine Reihe von Berichten über eine erhöhte Fehlgeburtenrate bei geimpften Frauen. Zudem kommt es zu einer Häufung von Meldungen verschiedenster neurologischer Störungen wie Gesichtslähmungen, Sprachstörungen, innere Unruhe, Restless-Legs-Syndrom (RLS) und vielem mehr. So wurden dem PEI allein 86 Menschen mit dem normalerweise äußerst seltenen Guillain-Barré-Syndrom gemeldet, einer Entzündung des Nervensystems, die zu schweren Lähmungen führt. Des Weiteren häufen sich Meldungen über schwere bis dramatisch verlaufende Neurodermitis-Schübe und Gürtelrosen nach der Impfung, was für eine starke Immunsuppression spricht.

---

14 Ärtzteblatt.de, »Risiko von Sinusvenenthrombose nach COVID-19 viel höher als nach Impfung«, 15.04.2021

Stockende Kampagne

Wie lange kann man die Augen noch vor der Realität verschließen? Zum Glück macht die Datenlage *Geimpfte vs. Ungeimpfte* immer mehr Mediziner stutzig. Hospitalisierungszahlen drehen sich vielerorts um: Je mehr Geimpfte ein Land hat, desto höher werden die Krankenhauseinweisungen von Geimpften, zum Beispiel in Israel:

> *»Rafael Zioni veröffentlicht auf seiner Twitter-Seite Israels Corona-Statistiken. Es sind die offiziellen Daten des israelischen Gesundheitsministeriums. Er stellt fest: ›Das sind Israels Daten zum Ausbruch der Infektionen unter Geimpften mit zwei Pfizer-Dosen. Sieht so aus, als liege die Effizienz nahe null ...‹ [...] Dr. Zioni ist Internist des israelischen Laniado-Krankenhauses. Er weiß, wovon er spricht. ›Die meisten Corona-Infektionen und damit einhergehenden Hospitalisierungen betreffen in Israel Geimpfte.‹ Freilich: Durch die breite Durchimpfung der Bevölkerung bleiben auch nur wenig Ungeimpfte übrig. Doch diese scheinen die Corona-Infektionen im Schnitt sogar besser zu überstehen als jene, die bereits zwei Dosen des Pfizer-Stoffs erhalten haben.«*[15]

Kein Geringerer als der israelische Biophysiker und Nobelpreisträger Michael Levitt bringt das Drama der offenkundigen Verschlechterung der Lage nach Massen-

---

15 Heise online, »Schwere Verläufe bei Geimpften sogar noch häufiger«, 23.07.2021

impfungen auf den Punkt. Am 15. Juli 2021 twittert Levitt:

>*My wording: Director of Department Infectious Diseases Sheba Hospital, Prof. Galia Rahav: ›Almost no recovered COVID-19 patients are infected again compared to those vaccinated. Immunity as a result of a disease is probably much more effective than a vaccine.‹*«[16] (»Mein Wortlaut: Direktor der Abteilung Infektiöse Krankheiten Sheba Hospital, Prof. Galia Rahav: ›Im Vergleich zu den Geimpften werden fast keine genesenen COVID-19-Patienten wieder infiziert. Die Immunität als Folge einer Erkrankung ist wahrscheinlich viel effektiver als ein Impfstoff.‹«)*

Noch versuchen viele Massenmedien, die vielen »Impfdurchbrüche« mit aller Macht umzudeuten, und wiederholen die Slogans der Industrie: »Alles ganz normal, wenig Nebenwirkungen, die Impfung funktioniert trotzdem und schützt sicher vor schweren Verläufen …« Auf Dauer wird man mit diesen Beschwichtigungen kaum durchkommen. Inzwischen steigen immer mehr Ärzte aus den Impfkampagnen aus.

Aus gutem Grund etablieren sich Netzwerke von Ärzten[17], Apothekern und Juristen, die sich gegen die Ausweitung der Massenimpfungen aussprechen. Obwohl

---

16 Twitter, Tweet von Michael Levitt, 15.07.2021
17 https://aerzte-stehen-auf.de/, https://www.aerztefueraufklaerung.de/

die Impf-Versprechen immer blumiger werden und die Drohungen gegen Ungeimpfte immer bedrohlicher, ist die Impfkampagne ins Stocken geraten. Anders als in den Massenmedien behauptet, werden in der kassenärztlichen Praxis nämlich viele Impfschäden sichtbar. Allein in Deutschland sind inzwischen 23 000 niedergelassene Ärzte aus den Impfkampagnen ausgestiegen.[18]

Im Gegensatz zu den Ärzten in den Impfzentren, die die Impfschäden selten zu sehen bekommen, sind niedergelassene Ärzte mit ernsten Gewissensentscheidungen konfrontiert. Mit der Forderung der kassenärztlichen Vereinigung, sämtliche Corona-Maßnahmen sofort aufzuheben, passiert Ende September 2021 eine kleine Sensation. Fast schon reflexartig versuchten viele Massenmedien anfangs noch das Ereignis so flach wie möglich zu platzieren. Viele Nachrichtenportale versteckten die überaus wichtige Meldung im täglichen »Corona-Ticker«. Der Vorsitzende der Kassenärzte, Andreas Gassen, forderte zum 30. Oktober 2021 einen »Freedom Day«[19], an dem sämtliche Corona-Beschränkungen aufgehoben werden. Zudem machte die Vertretung der Kassenärzte in ihrem Wording klar, was man von der Politik der Bundesregierung hielt: Mit der »*Gruselrhetorik und Panikpolitik*«[20] müsse endlich Schluss sein.

---

18 *Welt*, »Mehr als 23 000 Ärzte sind aus der Impfkampagne ausgestiegen«, 15.08.2021
19 *Welt*, Corona-Live, »Kassenärztechef Gassen will ›Freedom Day‹ in sechs Wochen«, 19.09.2021
20 *Welt*, Corona-Live, »Ärzte-Vereinigung fordert Aufhebung aller Restriktionen«, 18.09.21

Die Zeitung *Welt* hat unterdessen mit einigen Ärzten gesprochen, die inzwischen aus der Impfkampagne ausgestiegen sind:

»*Es war Anfang Juli, als sich Johannes Weiffenbach entschied, seinen Patienten keine Corona-Impfungen mehr zu verabreichen. Der Mediziner stellte eine Mitteilung auf die Internetseite seiner Stuttgarter Hausarztpraxis, Titel: ›Ausstieg aus der Covid-19-Impfkampagne‹. […] Er nannte die Impfkampagne ›eine riesige Studie, an der alle Impfwilligen als Probanden teilnehmen‹, und berichtete von fast täglich auftretenden Nebenwirkungen bei Geimpften – ›z. B. Fieber, Schmerzen, Übelkeit, Hautausschläge, Lymphknotenschwellungen, Gefühlsstörungen, Autoimmunerkrankungen‹. Er könne es daher nicht mit seinem Gewissen vereinbaren, weiter zu impfen. […] Da ist der Notarzt, der ein Video von sich im Arztkittel ins Netz stellte und von schwer erkrankten Patienten berichtete, die er nach der Corona-Impfung antraf. Empfehlen könne er die Impfung nicht, sagte er: ›Dafür ist mir das Ganze mittlerweile zu suspekt, mit zu vielen Ungereimtheiten.‹ Da ist die Hausärztin aus Süddeutschland, die einen Leserbrief an die Lokalzeitung schrieb: Es vergehe praktisch kein Tag, an dem nicht Patienten mit ›schwersten Impfreaktionen‹ in ihre Praxis kämen. Da ist der Hausarzt aus Baden-Württemberg, der Mitte August aus der Impfkampagne ausstieg und dies bei Facebook mit dem Tod eines Geimpften und einer eigenen Beinvenen-*

thrombose erklärte. Da ist die Anästhesistin aus dem Heidelberger Raum, die sich bei der Redaktion meldet und über ihre Annahme spricht, nur 20 Prozent aller Beschwerden, die auf die Impfung zurückzuführen sein könnten, würden überhaupt ans PEI gemeldet.«[21]

Unter den Eindrücken aus der täglichen Praxis erinnern sich viele Ärzte an ihren Hippokratischen Eid, der zwar nicht rechtsbindend, aber dennoch eine immer noch gültige Proklamation ärztlicher Ethik ist: *»Meine Verordnungen werde ich treffen zu Nutz und Frommen der Kranken, nach bestem Vermögen und Urteil; ich werde sie bewahren vor Schaden und willkürlichem Unrecht. Ich werde niemandem, auch nicht auf seine Bitte hin, ein tödliches Gift verabreichen oder auch nur dazu raten.«*

Ökonomisch kann eine Gewissensentscheidung zugunsten der Nicht-Impfung dennoch bitter werden. Sofern sich ein Arzt in einem der vielen Impfzentren anheuern lässt, könnte er dort sogar das »dreifache Grundgehalt eines Oberarztes« verdienen. Gerade zu Beginn der Kampagne hatte es mächtige Anreize seitens der Politik gegeben, um so viel wie möglich mRNA-Impfstoff der Industrie unter die Haut der Bundesbürger zu befördern:

»Seit knapp zwei Monaten wird in Deutschland gegen das Coronavirus geimpft. Dafür musste schnell Personal her. Die Länder wollten dafür den entsprechenden Anreiz schaffen und zahlen Impfärzten jetzt hohe

---

21 *Welt*, »Der leise Zweifel impfender Ärzte«, 07.09.2021

Honorare. Viel zu hohe, sagen einige Ärzte. So auch Michael Hönisch, Assistenzarzt am Universitätsklinikum Jena: ›Bei einer 40-Stunden-Woche entspricht das einem Bruttoarbeitslohn von 28 000 Euro pro Monat und damit etwa dem dreifachen Grundgehalt eines Oberarztes.‹ Warum so eine hohe Summe?«[22]

Politische Funktionsträger versuchen unterdessen zu beruhigen und betonen die hohe Sicherheit der Impfung. Eher ungewollt schleichen sich dabei freudsche Fehlleistungen ein, wie kürzlich bei Olaf Scholz, Kanzlerkandidat der SPD:

»50 Millionen sind jetzt zwei Mal geimpft. Wir waren ja alle die Versuchskaninchen für diejenigen, die bisher abgewartet haben. Deshalb sage ich als einer dieser 50 Millionen – es ist gut gegangen! Bitte macht mit.«[23]

Alle waren »Versuchskaninchen«, doch »es ist gut gegangen«? Nun, vielen Kaninchen geht es nach der Impfung offensichtlich gar nicht gut. Und ob es jenen, denen es heute noch gut geht, auch Jahre nach der mRNA-Spritze immer noch gut gehen wird, kann heute niemand seriös vorhersagen. Nicht umsonst wurden Impfstoffe früher fünf bis zehn Jahre geprüft, bevor sie eine Zulassung erhielten. Wie vielen »Kaninchen« es nach

22 MDR, »Kritik an hohen Honoraren für Impfärzte«, Katja Dietrich-Stieler, 25.02.2021
23 *Der Tagesspiegel,* »Kritik von Laschet für verunglückten Aufruf des SPD-Kanzlerkandidaten«, 04.09.2021

der COVID-19-Impfung eher schlecht erging, habe ich weiter oben bereits erwähnt. Im letzten Sicherheitsbericht führt das Paul-Ehrlich-Institut (PEI) 131 671 gemeldete Fälle auf. Wie verheerend dieses Ergebnis tatsächlich ist, wird allerdings erst deutlich, wenn man es ins Verhältnis zu den Impfschäden vorangegangener Impfungen stellt:

> *Dem Paul-Ehrlich-Institut wurden in den letzten sieben Monaten allein für Covid-19-Impfstoffe mehr als doppelt so viele Verdachtsfälle auf Nebenwirkungen und bleibende Schäden gemeldet als in den letzten 20 Jahren für die Gesamtheit aller in Deutschland verimpften Vakzine. [...] In der direkten Gegenüberstellung wird das eklatante Missverhältnis deutlich: 92 Millionen eingesetzte Corona-Impfdosen, verabreicht in einem Zeitraum von 7 Monaten, führten zu über 130 000 Meldungen in Bezug auf mutmaßliche Nebenwirkungen und bleibende Schäden. 750 Millionen eingesetzte Impfdosen, verabreicht in einem Zeitraum von 20 Jahren, führten zu weniger als 55 000 Meldungen in Bezug auf mutmaßliche Nebenwirkungen und bleibende Schäden.*«[24]

COVID-19-Impfungen lösten demnach doppelt so viele Schadensmeldungen aus wie alle anderen Impfstoffe der letzten 20 Jahren zusammen.

---

24 RT-DE, »Wieso gibt es für 2021 mehr Meldungen über Impfnebenwirkungen als in den letzten 20 Jahren zusammen?« 08.09.2021

Als der Redakteur Florian Warweg auf einer Pressekonferenz den Sprecher des Gesundheitsministeriums auf diese haarsträubende Impfbilanz anspricht, hat dieser eine recht simple Erklärung:

> *Ich kann jetzt nur vermuten, dass es sehr wahrscheinlich daran liegt, dass natürlich sehr viel genauer und vorsichtiger bei neuen Impfungen darauf hingewiesen wird, alle auftretenden Nebenwirkungen zu melden. Und ein sehr, sehr großer Prozentsatz der Nebenwirkungen sind ja sehr geringe, oder ja, risikoarme Nebenwirkungen gewesen.*«[25]

Mit anderen Worten – es ist alles in Ordnung. Bei COVID-19 sind eben alle etwas nervös, deshalb wird dem PEI jedes kleinste Jucken und Kratzen gemeldet. Dass diese Erklärung viel zu dünn ist, weiß jeder, der das Prozedere des Meldeverfahrens kennt. Das Ausfüllen des Meldebogens kostet den Arzt mindestens 30 Minuten. Bisweilen sind sogar mehrere Berichte an einem Tag fällig, was im Extremfall einen Verdienstausfall von Stunden bedeutet. Dafür, dass dem PEI viel zu *wenig* Fälle gemeldet werden und die 130 000 Meldungen vermutlich nur die Spitze des Eisbergs ernster Nebenwirkungen abbilden, spricht hingegen viel.

---

25 RT-DE, »Wieso gibt es für 2021 mehr Meldungen über Impfnebenwirkungen als in den letzten 20 Jahren zusammen?« 08.09.2021

Booster-Impfung

Doch nicht nur immer mehr Kassenärzte kommen ins Grübeln. Seit im Spätsommer 2021 die »Booster-Impfungen« in den Seniorenheimen gestartet sind, scheint sich zu bewahrheiten, wovor Sucharit Bhakdi so eindringlich warnte: Je häufiger eine COVID-19-Impfung wiederholt wird, desto schwerer können die Impf-Nebenwirkungen ausfallen. Anfang September 2021 kommt es in einem Seniorenheim in Oberhausen wenige Tage nach einer »Booster-Impfung« zu so starken Nebenwirkungen, dass von neunzig Senioren zehn auf das Schwerste erkranken. Zwei Patienten wären fast gestorben und mussten wiederbelebt werden. Die Geschehnisse waren derart dramatisch, dass sich die Kassenärztliche Vereinigung Nordrhein veranlasst sah, an alle niedergelassenen Ärzte ein Warnschreiben zu verfassen, in dem indirekt dazu aufgefordert wurde, »Booster-Impfungen« auszusetzen. Sogar die *Tagesschau* berichtete:

> *In einem internen Schreiben, das dem WDR vorliegt, informiert der Vorstand der Kreisstelle der Kassenärztlichen Vereinigung Nordrhein niedergelassene Ärzte: ›Ich möchte es nicht versäumen Ihnen diese Vorfälle mitzuteilen.‹ Und weiter: ›Ich würde Sie bitten, selber ärztlich zu entscheiden, ob Sie auf eine Empfehlung durch die STIKO beziehungsweise EMA warten oder ob die dritten Impfungen nun zeitlich bei Ihren eigenen Patienten so dringlich sind, dass Sie diese ohne Empfehlung durchführen müssen.‹ Mediziner ziehen Konsequenzen. Der Oberhausener*

Hausarzt Peter Kaup hat wegen des Schreibens heute seine Patienten in Altenheimen nicht drittgeimpft. Er will abwarten, bis die Ständige Impfkommission des RKI grünes Licht gibt. Eine Drittimpfung ›ohne Impfempfehlung jetzt schnell durchzuführen ist aus medizinischer Sicht nicht nachvollziehbar‹, sagte er dem WDR.«[26]

Obgleich sich die Kassenärztliche Vereinigung Nordrhein überaus vorsichtig zur dritten Impfdosis äußerte, bereitet man sich in ganz Deutschland ab Spätsommer 2021 auf einen heißen »Booster«-Herbst vor, womit kein Halloween-Scherz gemeint ist. So titeln die großen Blätter begeistert: »*Booster-Angebot an alle!*« Und der »Gesundheitsexperte« Karl Lauterbach gibt zu bedenken:

»Durchbruchinfektionen ereignen sich bei Personen, deren Corona-Impfung länger als sechs Monate zurückliegt. Bei allen Corona-Vakzinen steigt das Risiko eines Impfdurchbruchs nach sechs Monaten an. Wir werden also vermutlich bald mehr Fälle sehen, sobald die Impfung bei etlichen Geimpften in Deutschland mehr als ein halbes Jahr zurückliegt.«[27]

Während man in Deutschland kaum etwas zu den Risiken der dritten Impfdosis lesen kann, hat die Kontrolle

---

26 Tagesschau.de, »Probleme nach Drittimpfung in Oberhausen?«, 07.09.2021
27 *Bild,* »Booster-Angebot an alle«, 20.08.2021

staatlicher Akteure in den USA seit jeher Tradition. Bezüglich Haftungsfragen geht man in Amerika wesentlich kritischer mit der Impfstoff-Problematik um. Am 17. September 2021 führte die amerikanische Arzneimittelbehörde FDA ein achtstündiges öffentliches Online-Meeting[28] zur Frage der Genehmigung der COVID-19-Booster-Impfung von Pfizer-Biontech durch. Glücklicherweise kamen in der Anhörung Impfstoffbefürworter und Impfstoffkritiker gleichermaßen zu Wort. Am Ende der Sitzung entschied sich das Expertengremium der US-Arzneimittelbehörde mit einer überwältigenden Mehrheit von 16 zu 2 Stimmen *gegen* Booster-Shots für alle Amerikaner. Die Kommission konnte sich lediglich auf eine Impfempfehlung für Personen ab 65 Jahren und für Personen mit hohem Gesundheitsrisiko durchringen. Kurz zuvor hatte sich der amerikanische Präsident Joe Biden jedoch für eine flächendeckende Booster-Impfung für alle Amerikaner ausgesprochen, die Entscheidung der FDA war demzufolge ein ziemlicher Affront. Dass sich eine bedeutende Arzneimittelbehörde erstmalig kritisch zur COVID-19-Impfung äußerte, war eine Novität. Sollte es bei dieser Entscheidung bleiben, könnte dies erhebliche Auswirkungen auf alle anderen Impfstoffhersteller haben. Besonders eindrücklich waren die Ausführungen des externen FDA-Beraters Steve Kirsch, der ein Modell zur Abschätzung der tatsächlichen Impfstoffschäden vorstellte. Kirsch zitierte aus der Studie

---

28 CNBC Television, »FDA committee meets to debate and vote on Covid booster shots for the general public — 9/17/21« (Aufzeichnung auf YouTube)

»Estimating the number of COVID vaccine deaths in America« von Jessica Rose und Mathew Crawford, die sich mit der massiven Unterschätzung der Impfschäden beschäftigt. Die Studie kommt zu dem Schluss:

> *»Unter Verwendung der VAERS-Datenbank und unabhängiger Raten von Anaphylaxie-Ereignissen von einer Mass General Studie berechneten wir einen 41-fachen Untererfassungsfaktor für schwerwiegende unerwünschte Ereignisse bei VAERS, was zu einer Schätzung von über 150 000 zusätzlichen Todesfällen durch den Impfstoff führt. Die Schätzungen wurden auf mehrere unabhängige Weisen validiert. Es gibt keine Beweise dafür, dass diese Impfstoffe mehr Leben retten, als sie kosten. Pfizers eigene Studie zeigte, dass die mit dem Impfstoff übereinstimmenden unerwünschten Ereignisse größer waren als die geretteten Leben durch den Impfstoff und einen negativen Nettonutzen erzielten.«*[29]

Steve Kirsch, Direktor des *»COVID-19 Early Treatment Fund«* (Fond für die frühzeitige Behandlung von COVID-19) fand während der Anhörung vor der FDA dementsprechend deutliche Worte:

> *»Ich werde mich heute auf den Elefanten im Raum konzentrieren, über den niemand gerne spricht: dass*

---

29 https://downloads.regulations.gov/CDC-2021-0089-0024/attachment_1.pdf

die Impfstoffe mehr Menschen töten, als sie retten.
Uns wurde vorgegaukelt, dass die Impfstoffe voll-
kommen sicher seien, aber das stimmt einfach nicht.
Im sechsmonatigen Bericht von Pfizer sind zum Bei-
spiel viermal so viele Herzinfarkte in der Behand-
lungsgruppe aufgetreten, das war nicht nur einfach
ein Missgeschick. Das VAERS (Vaccine Adverse
Event Reporting System – Meldesystem für uner-
wünschte Ereignisse bei Impfungen) zeigt, dass Herz-
infarkte nach diesen Impfstoffen 71-mal häufiger
auftreten als bei anderen Impfstoffen.«[30]

Kirsch bezieht sich in einem Dossier unter anderem auf
den Chefpathologen der Universität Heidelberg, Prof.
Dr. Peter Schirmacher. Schirmacher zählt zu den 100 re-
nommiertesten Pathologen der Welt, ist Mitglied der
deutschen Akademie der Wissenschaften und verfügt in
der Wissenschaftswelt über einen hohen Zitateindex.
Schirmacher gibt an, 40 Menschen binnen zwei Wochen
nach der Impfung obduziert zu haben, davon seien 30
bis 40 % aufgrund der Impfung gestorben. Der Bestsel-
lerautor zum Thema Dr. Gunter Frank (»Der Staatsvirus«) erklärt in einem Radiopodcast[31], dass angesichts
dieser Ergebnisse aus der Pathologie bei jedem verant-
wortungsbewussten Mediziner alle Alarmglocken läu-
ten müssten. Die Ergebnisse aus der VAERS Datenbank

---

30 de.rt.com, »US-Corona-Forscher vor der FDA: ›Pfizer-Impfstoff tötet
    mehr Menschen, als er rettet‹«, 20.09.2021
31 Achgut.com, »Indubio Folge 167 – Die Achse im Schloss«

(Vaccine Adverse Event Reporting System) fasst der Arzt und Biochemiker Dr. Jochen Ziegler wie folgt zusammen:

> »Aus den zitierten Studien geht hervor, dass die Impfstoffe sich in allen humanen Populationen weltweit als gleich toxisch erwiesen haben. Man muss daher mit 400 bis 800 Toten auf 1 Million Impflinge rechnen, also mit einem Toten auf 1 250 bis 2 500 Geimpfte. Die Sicherheit dieser Schätzung halte ich für hoch. Wir brauchen Kohortenstudien, um die wahre Zahl zu erfahren. Jedenfalls ist die Toxizität viel höher, als bisher erwartet wurde. Bei klassischen Impfstoffen rechnet man mit einem Toten auf 5 Millionen Impflinge, die SARS-CoV-2 Impfstoffe sind also 2 000- bis 4 000-mal toxischer als klassische Impfstoffe.«[32]

Wie drastisch die tatsächlichen Impfschäden mitunter geschönt werden, erläuterte Steve Kirsch vor der FDA schließlich noch anhand des tragischen Falls *Maddie de Garay*. Das kerngesunde zwölfjährige Mädchen hatte an der Pfizer-Zulassungsstudie teilgenommen und ist seit der zweiten Impfdosis komplett gelähmt und muss über eine Magensonde ernährt werden. Dennoch wird dieser Fall in der Statistik der Zulassungsstudie unter der Rubrik »Bauchschmerzen« abgehandelt.

---

32 Achgut.com, »FDA-Impf-Hearing: Es wird ernst. Sehr ernst.«, 04.10.2021

Da Impfstoffgeschädigte auch in den USA kaum Gehör finden, schließen sich Betroffene in Initiativen wie »No More Silence«, »C19 Vax Reactions« oder »Vax Long Haulers« zusammen. Hier werden Tausende Berichte protokolliert, wie der Fall der 16-jährigen Sofia Benharira aus Frankreich, die eine Woche nach der Pfizer-Impfung zwei Herzinfarkte erlitt und starb. Persönlich erschüttert mich auch das Video des 13-jährigen Yassine[33], ebenfalls aus Frankreich, der zehn Tage nach der Pfizer-Impfung spontan erblindete.

Die wichtige FDA-Entscheidung hätte womöglich zu einem Wendepunkt zugunsten eines kritischen Umgangs mit COVID-19-Impfstoffen werden können. Viele deutsche Medien schafften es dennoch, das Ereignis pro Booster-Impfung umzudeuten. Die Entscheidung der Kommission wurde als Booster-Empfehlung verkauft, und erst in Nebensätzen wurde deutlich, dass sich die FDA-Freigabe lediglich auf Risikogruppen bezogen hatte.

Bevor ich dieses Kapitel zu den Impf-Risiken schließe, noch eine wichtige Anmerkung: Folgt man meinen Ausführungen, lässt sich nicht übersehen, dass COVID-19 häufig als ernste und mitunter tödliche Krankheit verlaufen kann. Trotzdem vergleichen viele kritische Autoren Corona immer noch mit einer Grippe, so auch ich in meinem letzten Buch. Was stimmt nun also? Lapidare Grippe oder gefährliche Krankheit?

Hierzu wäre unbedingt festzuhalten, dass es ein

---

33 https://nomoresilence.world/pfizer-biontech/yassine-13-years-old-pfizer-loss-of-sight/

himmelweiter Unterschied ist, ob man SARS-CoV-2 über eine natürliche Ansteckung erwirbt oder ob es einem quasi billionenfach unter die Haut gespritzt wird.

> Das eigentliche Husarenstück der Pharmaindustrie war es, den Prozess einer Herdenimmunität über den Weg einer natürlichen Ansteckung zu diskreditieren und stattdessen zu behaupten, dies könne nur eine weltweite Massenimpfung leisten.

Nun aber stellen unabhängige Forscher fest, dass die Risiken des »gespritzten« SARS-CoV-2, bei dem Billionen Spikes auf der Blutseite des Körpers synthetisiert werden, womöglich größer sind. Bei der natürlichen Übertragung scheitern komplette Coronaviren bei gesunden Menschen oftmals schon an der Schleimhautbarriere. 99,8 % der auf diese Weise Infizierten sterben nicht und erkranken nur mild, Kinder bemerken die Erkrankung oftmals gar nicht. Noch einmal zur Erinnerung, jenseits des Pulverdampfes der Pharma-Propaganda stellen offizielle Studien fest: Die Infection Fatality Rate von Corona liegt zwischen 0,15 und 0,25 %. Zumindest für Kinder ist eine Grippe diesbezüglich weitaus gefährlicher: 2020 starben laut RKI nur elf Kinder an Corona[34], davon hatten acht schwere Vorerkrankungen. In schlimmen Grippejahren können jedoch Hunderte Kinder an Influenza sterben.

---

34 *Ärzteblatt*, »Elf Todesfälle durch COVID-19 bei Kindern und Jugendlichen«, 20.04.2021

Wer eine gesunde Schleimhaut mit gutem pH-Wert hat, keine schwere Vorerkrankung, keine Pilzinfektion und einen guten Vitamin-D-, -K2- und -C-Status, kann sich relativ gefahrlos auf natürlichem Wege mit Corona anstecken. Zudem sind danach die natürlich erworbenen Antikörper stabiler, Reinfektionen daher seltener und sie verlaufen milder.

Natürlich fallen auch die allermeisten Menschen nach einer COVID-Impfung nicht gleich tot um. Sofern man keiner Risikogruppe angehört, hat eine natürliche Ansteckung mit SARS-CoV-2 im Vergleich zur Impfung aber das deutlich geringere Risiko.

Sofern Sie dieses Buch bis hierhin gelesen haben und bereits geimpft sind – Chapeau für Ihre Offenheit und Ihren Mut. Vielleicht helfen die nachfolgenden Kapitel etwas besser zu verstehen, warum Ihnen viele Informationen vorenthalten wurden und warum es sich vielleicht doch lohnt, sich nicht blindlings die dritte, vierte oder fünfte mRNA-Spritze setzen zu lassen, denn genau dies könnte auf Sie zukommen.

KAPITEL 2

DAS NARRATIV

Goldrausch

Mit der Neudefinition, messenger-RNA-Gentechnik als
»Impfung« bezeichnen zu können, brach für die Pharmaindustrie ein goldenes Zeitalter an. Musste man früher noch Jahrzehnte an Ganzvirusimpfstoffen forschen
und diese über viele Jahre in Hühnereiern anzüchten,
kann man die heutigen Impfstoffe quasi am Computer
designen und für wenige Eurocent über eine Art Impf-
drucker herstellen. Doch ein Punkt fehlte der Pharmaindustrie noch zu ihrem Glück. Um die neue mRNA-Technik nebst neuer Impfdefinition vollends zur Goldgrube
zu machen, brauchte man eine Neudefinition des Pande-
miebegriffs, im Zusammenspiel mit einem neuen dia-
gnostischen Instrument. Denn erst wenn nicht mehr
allein Kranke und Tote das Ausmaß einer Pandemie
bestimmten, sondern abstrakte Laborwerte, konnte das
neue Milliardengeschäft global starten. In meinem vorangegangenen Buch schrieb ich dazu:

> *»Für ein tieferes Verständnis der Zusammenhänge
> empfehle ich eine weitere ARTE-Dokumentation
> von 2009 mit dem Titel ›Profiteure der Angst‹. Es ist*

bezeichnend, dass dieser seriöse und wohlrecherchierte Film aus der ARTE-Mediathek verschwunden ist und mittlerweile sogar im Internet gelöscht wird. Trotzdem taucht er immer wieder auf den verschiedenen Videoplattformen auf. Im Film wird die schleichende Übernahme der einstmals staatlich finanzierten WHO durch Privatinvestoren wie Bill Gates und Pharmafirmen deutlich. Kurz darauf änderte die WHO ihre ehemaligen Pandemie-Definitionen.

›Bis dahin sah die WHO eine wesentliche Bedingung einer Pandemie darin, dass es zu einer ›enormen Anzahl von Todesfällen und Erkrankungen‹ in mehreren Staaten kommt. Erst seit Mai 2009 kann sie eine Pandemie bereits dann ausrufen, wenn sich ein Erreger schnell und massiv in mindestens zwei der sechs WHO-Regionen ausbreitet. Die Passage, in der eine ›beträchtliche Zahl von Toten‹ vorausgesetzt wird, fiel kurzerhand weg – veranlasst von einem pharmalastigen Expertenkomitee. Der entscheidende Unterschied: Die alte Definition lenkte den Blick auf den tatsächlichen gesundheitlichen Schaden, den ein Erreger anrichtet – darauf, wie viele Menschen weltweit erkranken und sterben, statt darauf, wie viele ihn bloß mit sich herumtragen, selbst wenn sie dabei putzmunter, topfit und kerngesund bleiben. Bangemacherei mit klinisch bedeutungslosen Infektionszahlen, bei insgesamt mildem Verlauf, könnte erst gar nicht stattfinden.‹ (Rubikon, ›Der gekaufte Planet‹, Harald Wiesendanger)

Nach der neuen Definition kann eine Pandemie also ausgerufen werden, sobald genügend PCR-Tests positiv angeschlagen haben. Träger eines beliebigen winzigen Eiweißmoleküls zu sein, bedeutet jedoch keineswegs krank zu sein oder gar sterben zu müssen. Theoretisch lassen sich in jeder Wintersaison ›neue‹ Viren finden, für die man spezifisch anschlagende PCR-Tests entwickeln kann. Wie Grippeviren mutieren auch Coronaviren und treten saisonal in neuen Variationen auf. Die Viren selbst sind natürlich keine Erfindung, und diese Viren machen auch tatsächlich krank, insbesondere alte und multimorbide Bevölkerungsteile. Dies war jedoch schon immer so. Neu sind lediglich PCR-Tests sowie die Pandemie-Definitionen der WHO. Sofern man beides kombiniert, lassen sich nach Belieben neue ›Pandemien‹ ausrufen, die letztlich aber ›Labor-Pandemien‹ sind. Der erste erfolgreiche Versuch, Milliarden Steuergelder mithilfe neuer Pandemie-Definitionen in die Tresore der Pharmafirmen umzuleiten, fand gleich im Jahr 2009 im Zuge der sogenannten Schweinegrippe statt. Perfiderweise empfahlen gewisse Experten einigen Staaten, vorsorgende Impfdosen-Verträge in Milliardenhöhe für ihre Bürger abzuschließen. Nur für den Fall, dass die WHO eines fernen Tages eine hohe Pandemiestufe ausrufen würde, sollten die Verträge gelten. Da diese hohen Pandemiestufen historisch gesehen so gut wie niemals eingetreten waren, das Geschehen demzufolge als unwahrscheinliches, dramatisches Ereignis eingestuft wurde, gingen die Staaten *(einschließlich Deutschland) auf die Verträge ein. In der Zwischenzeit hatte der Einfluss von Privatinvestoren auf die WHO stark zugenommen. Bei der Schweinegrippe konnte die dramatische Pandemiestufe aufgrund der Laborergebnisse spielend ausgerufen werden, obwohl weltweit nur wenige Hundert Menschen starben. Auf einen Schlag wurden die ruhenden Staatsverträge mit der Pharmaindustrie verbindlich und Millionen nutzloser Impfdosen, die sich aufgrund intolerabler Nebenwirkungen als kaum anwendbar herausgestellt hatten, wechselten ihren Besitzer. Schlussendlich waren die Staaten gezwungen, Millionen von Impffläschchen zu verbrennen, der Schaden für die Steuerzahler ging in die Milliarden, und wieder einmal berichteten die Medien kaum.*

Frappierend an dem Skandal: Dieselben Alarmisten, die 2009 vor der ›großen Seuche‹ warnten, die angeblich viele Millionen Menschen töten würde, traten 2020 bei Corona erneut auf. Damals und heute in vorderster Front der Chefberater der Regierung Prof. Dr. Christian Drosten.«[35]

Der erste Versuch der Pharmaindustrie, das neue Geschäftsmodell umzusetzen, gelang 2009 nur leidlich. Denn abgesehen von den auch damals erheblichen Impfnebenwirkungen, gab es einen wesentlichen Unterschied zu heute: 2009 gab es noch eine deutlich ausgewogener

---

35 Raymond Unger, *Vom Verlust der Freiheit*, S. 101 f, Europa Verlag 2021

und unabhängiger berichtende Medienlandschaft, die kritisch über die Schweinegrippe berichtet hatte. Heute kann oftmals – auch aus Zeit- und Kostengründen in den verschiedenen Redaktionen – von echter journalistischer Arbeit im Sinne von unabhängigem Recherchieren und Prüfen kaum noch die Rede sein.

Sogar die großen öffentlichen Sender wie *ARTE* und einige politische Magazine berichteten über die unseriösen Machenschaften hinter der »Pandemie«. Doch die Industrie hat ihre Hausaufgaben gemacht und sich die Schlappe von 2009 gemerkt. Das in der Zwischenzeit weiterentwickelte Geschäftsmodell ruhte zunächst nur auf vier Säulen:

› Kostengünstige mRNA-Technik
› Neudefinition von Impfung und Herdenimmunität
› Neudefinition des Pandemiebegriffes
› Neues Diagnostikum (PCR-Test)

Doch nach 2009 wurde der Industrie endgültig klar, dass noch zwei entscheidende, strategische Instrumente gefehlt hatten. Um das neue Geschäftsmodell globaler Massenimpfungen endgültig nutzen zu können, bedurfte es einer fünften und sechsten Säule:

› Politische Gleichschaltung nationaler Parlamente, via UN, WHO und IWF-Vorgaben
› Rigoroses Meinungsmanagement via Massenmedien

»Die meisten Menschen wissen gar nicht, dass die einstmals ehrwürdige WHO nicht mehr von den Mitgliedstaaten finanziert wird, sondern zum großen

*Teil seitens der Privatwirtschaft. Die **Zeit** widmet sich dem Problem in dem Artikel ›Der heimliche WHO-Chef heißt Bill Gates‹. Der Beitrag behandelt die 90-minütige ARTE-Dokumentation mit dem Titel ›Die WHO – Im Griff der Lobbyisten?‹.*

›Die wichtigste Organisation der Weltgesundheit, die WHO, hat ein Problem: Sie ist pleite und deshalb auf Spenden angewiesen. Verliert sie darüber ihre Unabhängigkeit? [...] Dennoch sind es die Verwicklungen zwischen Konzernen und der WHO, die den Film spannend machen – und von denen er noch weitere zu bieten hat. Etwa als David McCoy, einer der führenden Experten im Bereich Weltgesundheit, zu Wort kommt: Die Agenda der WHO werde immer mehr von privaten Spendern bestimmt, vor allem von Bill Gates. Würde die Bill & Melinda Gates Foundation aufhören, jährlich Millionen US-Dollar nach Genf zu schicken, würde die WHO womöglich in sich zusammenfallen. Entsprechend großen Einfluss habe der Milliardär auf das inhaltliche Programm. Der Sprecher der Stiftung streitet im Film jegliche Einflussnahme ab. Aber de facto gibt es, wie der Film aufzeigt, zwischen der WHO und der Gates Foundation personelle Überschneidungen. Und die WHO konzentriert sich in der Tat auffällig stark auf das, was Bill Gates sich wünscht: impfen zum Beispiel.‹ (Zeit, ›Der heimliche WHO-Chef heißt Bill Gates‹, Jakob Simmank, 04.04.2017)«[36]

---

36 Raymond Unger, *Vom Verlust der Freiheit*, S. 100, Europa Verlag 2021

Gleichschaltung

Um die neue Agenda seitens der Pharmaindustrie global durchsetzen zu können, war sowohl eine vereinheitlichte Medienmeinung als auch die politische Synchronisation nationaler Seuchenbekämpfung unabdingbar. Bezüglich der Medien brauchte man das Narrativ einer übergroßen Gefahr, verbunden mit einem glaubwürdigen Appell, verharmlosende »Falschinformationen« seien aus Sicherheitsgründen rigoros zu unterbinden. Auf diese Weise war es möglich, wissenschaftliche Gegenpositionen systematisch zu diskreditieren und als gefährliche Außenseiterpositionen zu framen.

Das strategische Instrument für eine schnelle und äußerst effektive Verengung des wissenschaftlichen Diskurses nennt sich »Abwehr von Fehlinformationen« und wurde am 18. Oktober 2019 auf dem *Event 201*[37] erstmalig als tragende Säule einer Pandemieabwehr implementiert. Auf dem *Event 201* trafen sich namhafte Vertreter aus Politik, *Big Tech* und *Big Pharma* und übten nur wenige Wochen vor dem Ausbruch der Corona-Pandemie die Abwehr einer fiktiven Pandemie, die ihren Ausgang in Wuhan nimmt ... Veranstalter waren das Johns Hopkins Center for Health Security in enger Partnerschaft mit dem Weltwirtschaftsforum und der Bill und Melinda Gates Foundation, die wiederum das größte Impfkartell der Welt gegründet hat, die GAVI-Impfallianz. Für das Magazin *Der Spiegel,* der über das

---

37 www.centerforhealthsecurity.org/event201, 16.10.2021

Event 201 berichtete,[38] ist diese erstaunliche Koinzidenz lediglich Zufall, ohne kausalen Zusammenhang zur wenige Wochen später beginnenden Corona-Pandemie. Selbstverständlich besteht bezüglich dieser Einschätzung und der Tatsache, dass *Der Spiegel* drei Jahre lang 760 000 Euro von der Bill und Melinda Gates Foundation bezog, ebenfalls keine kausale Verbindung.

Abgesehen von *Big Pharma* formiert sich um das WEF in enger Zusammenarbeit mit der Bill und Melinda Gates Foundation unter dem Stichwort »Great Reset«[39] ein Netzwerk technokratisch gesinnter Global Player, die sich für eine radikale Neustrukturierung der Weltordnung starkmachen. Die enge Verflechtung der Bundesregierung mit Vertretern dieses Netzwerkes ist frappierend. Wie nahezu alle Protagonisten der Corona-Krise wurde Jens Spahn über das Eliteforum »Young Global Leaders« unter der Führung des »Great Reset«-Anhängers Klaus Schwab gefördert, ebenso wie Angela Merkel, die Mitglied der ersten Förderklasse war. Über die Hintergründe dieser engen Verbindung zum Weltwirtschaftsforum, dem wirtschaftlichen Machtzentrum dieser Welt, schreibe ich in meinem vorangegangenen Buch.

Unter dem Eindruck der Bilder aus China und Italien war der gesetzte Angstrahmen jedenfalls so wirkungsvoll, dass das neue strategische Instrument »Abwehr von Fehlinformationen« bestens funktionierte. Diesmal spielten die Massenmedien mit. Wie ich im letzten Kapitel

---

38 *Der Spiegel,* »Die Gerüchte-Pandemie«, Katherine Rydlink, Nina Weber, 29.01.2020
39 Vgl. de.wikipedia.org/wiki/The_Great_Reset

noch ausführen werde, komme ich zu demselben Schluss wie der Kommunikationswissenschaftler Prof. Dr. Michael Meyen: Mit einer investigativen, kritischen Presse als vierten Kraft im Staat hätte es die Corona-Krise in dieser Form nicht geben können. Die meisten Journalisten konnten oder wollten sich nicht vorstellen, wie effektiv oligarchische, globale Kräfte die Agenden supranationaler Organisationen inzwischen mitbestimmten. In meinem vorangegangenen Buch schrieb ich dazu:

»*Die restriktivsten Corona-Maßnahmen wurden von den Bürgern vor allem deshalb akzeptiert, weil sie von mehreren Regierungen zeitgleich beschlossen wurden. Die globale uniforme Verhaltensstruktur hat die Menschen davon überzeugt, dass Corona ein schlimmes Killervirus sein muss. Auf die Idee, dass genau dieses sogenannte ›Lock-Step-Verfahren‹ zuvor verabredet und jahrelang geübt wurde, kam niemand. Doch selbst das Strategiepapier der UN ›Gemeinsame Verantwortung, globale Solidarität – Bewältigung der sozioökonomischen Auswirkungen von COVID-19‹ erklärt, dass erst der globale Gleichschritt der Garant für den Erfolg ist: ›Wir müssen die Gelegenheit nutzen, die sich uns bei der Bewältigung dieser Krise bietet, um daraus gestärkt hervorzugehen und unsere Gesellschaften auf nachhaltige Weise zukunftsfähig zu gestalten. Diese Krise zwingt uns alle dazu, schwierige Entscheidungen zu treffen. Wenn wir diese Entscheidungen aber gemeinsam treffen, lassen sie sich einfacher erklären und ertragen.*

Bei einem abgestimmten Vorgehen der Regierungen wird die Bevölkerung den getroffenen Maßnahmen vertrauen und sich an beschwerliche Auflagen halten.‹«[40]

Die Strategie des »abgestimmten Vorgehens« der UN im Jahr 2020 hat eine Vorgeschichte. Im Jahr 2010 startete die Rockefeller Foundation in Zusammenarbeit mit dem Global Business Network (GBN) eine aus heutiger Sicht ungeheuer weitsichtige Pandemie-Studie. Unter Mitwirkung des US-amerikanischen Zukunftsforschers Peter Schwartz wurden vier Szenarien ausgearbeitet, wie die Welt auf eine Viruspandemie reagieren sollte. Tatsächlich liest sich das fiktive Szenario aus dem Jahr 2010 wie eine Beschreibung des realen Pandemie-Geschehens von 2020:

»Die anfängliche Politik der Vereinigten Staaten, den Bürgern ›stark vom Fliegen abzuraten‹, erwies sich in ihrer Milde als tödlich und beschleunigte die Ausbreitung des Virus nicht nur innerhalb der USA, sondern auch über die Grenzen hinweg. Einigen wenigen Ländern – insbesondere China – erging es jedoch besser. Die rasche Verhängung und Durchsetzung einer obligatorischen Quarantäne für alle Bürger sowie die sofortige und nahezu hermetische Abriegelung aller Grenzen durch die chinesische Regierung retteten Millionen von Menschenleben, stoppten die

---

40 Raymond Unger, *Vom Verlust der Freiheit*, S. 107, Europa Verlag 2021

Ausbreitung des Virus weitaus früher als in anderen Ländern und ermöglichten eine schnellere Erholung nach einer Pandemie. Chinas Regierung war nicht die einzige, die extreme Maßnahmen ergriff, um ihre Bürger vor Risiken und Gefährdung zu schützen. Während der Pandemie nutzten nationale Führer auf der ganzen Welt ihre Notstands-Autorität und verhängten strenge Regeln und Beschränkungen, vom obligatorischen Tragen von Gesichtsmasken bis hin zu Körpertemperaturkontrollen an den Eingängen zu öffentlichen Gebäuden wie Bahnhöfen und Supermärkten.«[41]

Da das Lock-Step-Verfahren gleich zu Beginn der Corona-Krise tatsächlich umgesetzt wurde, vertrauten die Bürger den Maßnahmen nicht nur, sie forderten sie vehement. Wer bei Fernsehbildern von Toten in den chinesischen Straßen oder nächtlichen Leichentransporten in Italien auch nur ansatzweise relativierende wissenschaftliche Meinungen zur »Killerseuche« vertrat, wie Prof. Sucharit Bhakdi oder Dr. Wolfgang Wodarg, musste ein verantwortungsloser Spinner sein.

An dieser Stelle möchte ich noch einmal an den Beginn der Pandemie erinnern, als es durchaus noch vielfältige wissenschaftliche Meinungen gab. Weder die Gefährlichkeit von Corona als »Killervirus« war gesetzt noch der Sinn des Maskentragens, geschweige

---

41 »LOCK STEP A world of tighter top-down government control and more authoritarian leadership, with limited innovation and growing citizen pushback«, Übersetzung von Norbert Häring, norberthaering.de

denn die Notwendigkeit von Lockdowns bis zur rettenden Massenimpfung. Kurzum: Die Pandemie startete mit einem offenen Expertenstreit über die richtige Vorgehensweise.

Vereinfacht könnte man sagen, dass es eine Fraktion der klassischen Herdenimmunitätslehre gab, die sich angesichts der niedrigen Mortalitätsrate von Corona offen dafür aussprach, die Bevölkerung über den natürlichen Prozess der sukzessiven Ansteckung zu immunisieren. Dieser gegenüber stand eine Impfbefürworter- und Lockdown-Fraktion, welche die Lage dramatisierte und ein Vorgehen nach chinesischem Muster empfahl. Auch bei dieser strategischen Kardinalfrage, Herdenimmunität vs. Massenimpfungen, hatte die Industrie ihre Hausaufgaben lange vor der Pandemie gemacht. Nicht nur, dass man zukünftig Pandemien über die in weiten Teilen privat finanzierte WHO auf der Basis von Laborergebnissen ausrufen konnte, man hatte zudem für eine Neudefinition des Herdenimmunitäts-Begriffes gesorgt. Bis zu dieser Neudefinition galt die Immunisierung großer Menschengruppen als ein natürlich ablaufender Prozess. Nach einem kleinen, aber entscheidenden Eingriff in den WHO-Statuten wurde aus dem Geschenk der Natur das Geschenk der Pharmaindustrie:

»*Mittlerweile geht der Einfluss der Impfindustrie so weit, dass grundlegendes immunologisches Wissen zugunsten einer Impfagenda umgeschrieben wird. Der Direktor des American Institute for Economic Research, Jeffrey A. Tucker, weist darauf hin, dass* insbesondere der natürliche Effekt einer Herdenimmunität diskreditiert wird.

WHO, Definition ›Herdenimmunität‹ alt:

›Herdenimmunität ist der indirekte Schutz vor einer Infektionskrankheit, der dadurch erworben wird, dass eine Population entweder durch Impfung oder durch eine vorherige Infektion immun wird. Das bedeutet, dass sogar Menschen, die nicht infiziert waren oder in denen eine Infektion keine Immunantwort auslöst, geschützt sind, weil Menschen in ihrem Umfeld, die immun sind, als Puffer zwischen ihnen und der infizierten Person fungieren können. Die Schwelle zur Etablierung einer Herdenimmunität für Covid-19 ist noch nicht bekannt.‹

WHO, Definition ›Herdenimmunität‹ neu:

›Herdenimmunität, auch bekannt als ›Bevölkerungsimmunität‹, ist ein beim Impfen genutztes Konzept, bei dem eine Population vor einem bestimmten Virus geschützt werden kann, wenn eine Impfschwelle erreicht wird. Herdenimmunität wird durch den Schutz einer Bevölkerung vor einem Virus erreicht und nicht dadurch, sie ihm auszusetzen.‹

Jeffrey A. Tucker kommentiert:

›Diese Notiz bei der Weltgesundheitsorganisation bewirkte die Streichung der Millionen Jahre alten Geschichte der Menschheit in ihrem delikaten Tanz mit Krankheitserregern. Daraus kann man nur schließen, *dass wir alle wohl nichts weiter als leere und nicht verbesserungsfähige Tafeln sind, auf die die Pharmaindustrie ihre Unterschrift setzt.‹«*[42]

Dennoch – der Glaube, das Corona-Narrativ sei allein ein perfider Plan der westlichen Pharmaindustrie, um sehr viel Geld zu verdienen, greift viel zu kurz. Geopolitische Interessen werden heute nicht mehr zwischen Nationalstaaten ausgetragen. Vor Corona hatte der Westen noch nie Lockdowns zur Pandemiebekämpfung eingesetzt, im Gegenteil. Bevor China und Bill Gates die maßgeblichen Finanziers der WHO wurden, galten derartige Maßnahmen sogar als kontraproduktiv. Erst nachdem Xi Jinping, der Generalsekretär der Kommunistischen Partei Chinas (KPCh), mit den drakonischen chinesischen Maßnahmen dem Rest der Welt »bewiesen« hatte, wie man Corona in Griff bekommt, wurden Lockdowns und Massenimpfungen auch im Westen das erste Mittel der Wahl. Die fast schon kitschig übertriebene mediale Inszenierung, wie China die Pandemie beherrschte, gekoppelt mit einem märchenhaften Absinken der Fallzahlen, hätte eigentlich jeden westlichen Entscheider stutzig machen müssen. Doch das Gegenteil war der Fall. Nicht zuletzt, weil westliche Leitmedien Chinas große Erfolge priesen, gerieten westliche Politiker unter Druck, es China gleichzutun.

Nach anfänglichem Hin und Her bezüglich der richtigen Strategie war spätestens nach Bergamo Schluss mit

---

42 Raymond Unger, *Vom Verlust der Freiheit*, S. 114, Europa Verlag 2021, Quelle: Aier.org, »WHO Deletes Naturally Acquired Immunity from Its Website«, Jeffrey A. Tucker, 23.12.2020

wissenschaftlicher Pluralität: Lockdown bis zur Massenimpfung – alles andere galt fortan als »unverantwortlicher Leichtsinn«. In Wirklichkeit hatte China die Lesart der italienischen Ereignisse maßgeblich mitgeprägt. Zum einen diskeditierte China jede wissenschaftliche Meinung jenseits des Lockdowns als unverantwortlich, schließlich wisse man, wovon man rede. Zum anderen stellte China sofort ein Expertenteam zusammen, um sich vor Ort ein Bild von der Lage zu machen und »zu helfen«. Kurzum: Das chinesische Vorgehen – Lockdowns, strenge Überwachung und Massenimpfungen – setzte sich nach Italien vollumfänglich im Westen durch.

Im Nachhinein lässt sich unschwer erkennen, dass auch der Beraterstab der Bundesregierung denselben Fahrplan präferierte.

Renommierte Wissenschaftler, die weder China noch der Pharmaindustrie nahestanden, wie Prof. Dr. Christian Schrappe, äußerten sich 2020 irritiert über die dünne Datenlage zur Pandemie, die offensichtlich jeden wissenschaftlichen Standard verhöhnte. Wenn sich eine Koryphäe wie Schrappe, immerhin ehemaliger Direktor des Marburger Universitätsklinikums, ehemaliger Dekan der Medizinischen Fakultät der Universität Witten/Herdecke und ehemaliger Generalbevollmächtigter des Aufsichtsrates des Klinikums der Universität Frankfurt, kritisch zur Corona-Politik äußert, sollte man aufmerksam zuhören. Schrappe, der zuvor in diversen hochkarätig besetzten Gremien über viele Jahre die deutsche Politik beraten hatte, äußerte in einem *ZDF*-Interview, die erhobenen Daten bezüglich der »Infizierten« seien *nicht das Papier wert, auf dem sie gedruckt sind«.*

Ungeachtet vieler Widersprüche und Ungereimtheiten wurden auf Basis höchst umstrittener Daten aufgrund von PCR-Tests und Inzidenzzahlen historisch einmalige Freiheitsbeschränkungen beschlossen. In meinem vorangegangenen Buch führe ich eine lange Liste renommierter Wissenschaftler an, die sich im Jahr 2020 kritisch zum Regierungskurs äußerten und die allesamt noch im selben Jahr systematisch diskreditiert wurden. Egal wie gut die Reputation der Forscher zuvor auch war – Verfechter der natürlichen Herdenimmunität und Kritiker der experimentellen Impfstoffe wurden seitens der regierungsnahen Medien als »unwissenschaftlich«, »gestrig« oder »unverantwortlich« dargestellt. Wer sich danach immer noch in die Öffentlichkeit traute, wie Prof. Sucharit Bhakdi oder Dr. Wolfgang Wodarg, fand sich medial im Lager der »Covidioten« und »Querdenker« wieder.

Dasselbe Phänomen ließ sich auch in anderen Ländern beobachten. Jedes Land hatte zu Beginn der Krise noch seine »Drostens« und seine »Wodargs«. Öffentlich sichtbar waren beide Fraktionen aber nur innerhalb eines kurzen Zeitfensters, zu Beginn der Pandemie. Danach wurde der wissenschaftliche Diskurs ausnahmslos von Impfbefürworten und Maßnahmen-Hardlinern beherrscht. Der Verdacht drängt sich auf, dass die Bundesregierung bereits zu einem frühen Zeitpunkt der Krise nie an einem ausgewogenen Beraterstab interessiert war.

Am Anfang des Pandemiejahres 2020 haben noch viele Wissenschaftler verschiedenster Disziplinen mit diversen Eingaben versucht, die Regierung über die Voreingenommenheit ihres Beraterstabes aufzuklären. Es hat viele Monate gedauert, bis man schließlich erkannt hat, dass eine Erweiterung der Perspektive, jenseits der rigorosen Lockdown- und Impfempfehlung, grundsätzlich unerwünscht war. Mehr noch, wie die *Welt* in verschiedenen Artikeln[43] inzwischen aufgedeckt hat, suchte die Bundesregierung ihrerseits sogar aktiv nach wissenschaftlichen Expertisen, um die Pandemielage künstlich dramatisieren zu können.

Diagnostikum PCR

Eine zentrale strategische Säule der Industrie, ohne die es die Corona-Krise in dieser Form nicht hätte geben können, ist ein völlig neues Verfahren zur Feststellung von »Infizierten«: der berühmte »PCR-Test«. Oder wie es Professor Dr. Franz Allerberger, Leiter der österreichischen Agentur für Gesundheit und Ernährungssicherheit – Pendant zum deutschen Lothar Wieler – ausdrückte: »*Ohne PCR-Tests wäre die Pandemie niemandem aufgefallen.*«

Was anfangs der Pandemie medial noch als hundertprozentiger Beweis für eine Virusinfektion gehandelt wurde, wird inzwischen auch von den etablieren Medien kleinlaut relativiert. Mittlerweile gehört es zum All-

---

43 *Welt*, »Innenministerium spannte Wissenschaftler für Rechtfertigung von Corona-Maßnahmen ein«, 07.02.2021

gemeinwissen: »PCR-Test-Positive« sind nicht zwangsläufig infektiös, geben Viren oder deren Partikel nicht zwingend über Aerosole ab und das Wichtigste: Nur die wenigsten sind tatsächlich krank.

Die Schweinegrippe hatte die Pharmaindustrie gelehrt, dass man sich langfristig zum wiederholten Ausrufen einer weltweiten Pandemie von nackten Rohdaten über Kranke und Tote verabschieden musste. 2009 hatte es nur wenige Tausend Tote gegeben und der Sinn von Massenimpfungen wurde seitens der Medien schnell hinterfragt. Die manipulative Methode des »Fearmongering«, der Angstmacherei, die jede Impfkampagne begleitet, geht heute über die massive Visualisierung von Laborwerten.

>*Am Eröffnungstag der WEF-Konferenz, am 21. Januar 2020, starten allein fünf Corona-Artikel in der New York Times. Nur einen Tag später ist das Covid-19-Dashboard der Johns-Hopkins-Universität einsatzbereit. Das Dashboard ist der visuelle Magnet der Krise schlechthin. Monatelang schaut der Rest der Welt gebannt auf die täglich dicker werdenden knallroten Kreise der ›Fallzahlen‹. Zufälligerweise hatte das der Uni angegliederte ›Center for Health Security‹ (Zentrum für Gesundheitssicherheit) zwei Monate vor der Krise mit ›Event 201‹ ebensolche Tools getestet. Die Geschwindigkeit und Präzision, mit der alle Instrumentarien im Krisenmanagement zur Verfügung standen, ist beeindruckend.«[44]*

44 Raymond Unger, *Vom Verlust der Freiheit*, S. 112, Europa Verlag 2021

Was mit den roten Kreisen der Johns-Hopkins-Universität begann, wurde schnell von den Massenmedien übernommen. Allabendlich starrten verängstigte Bürger auf rot und dunkelrot eingefärbte Bundesländer oder knallrote Balkendiagramme, die keinen Zweifel am dramatischen Pandemiegeschehen zuließen. Das Perfide bei Corona ist jedoch: Die Pandemie ist keineswegs nur ein Fantasieprodukt der Industrie, das Virus ist real, und es sterben tatsächlich viele Menschen. So kommt es zu einer Mischung realer und aufgebauschter Daten, die Laien unmöglich durchschauen können. Was als natürliches, zyklisches Naturphänomen alle paar Jahre durch die Bevölkerungsgruppe der Betagten läuft, steht mithilfe von PCR-Tests unter dem Brennglas der allgemeinen Aufmerksamkeit und wird als »medizinhistorisch einmaliges Ereignis« missbraucht und verkauft. Mithilfe von PCR-Massentests lassen sich verstorbene alte und multimorbide Bevölkerungsteile statistisch als Corona-Opfer umetikettieren.

Im gesetzten Angstrahmen der Pandemie will niemandem mehr auffallen, dass das Durchschnittsalter der Corona-Toten identisch mit dem durchschnittlichen Lebensalter ist und bei 83 Jahren liegt. Die durchschnittliche Sterbequote, auf alle Altersgruppen gerechnet, liegt in Deutschland lediglich im Promillebereich, bei gerade mal 0,2 %.

Wer die Corona-Krise verstehen will, sollte sich daher ein klein wenig mit den Grundlagen zur Feststellung dieser denkwürdigen Pandemie beschäftigt haben: der Funktionsweise des PCR-Tests. Dessen Aussagekraft hängt maßgeblich von dem alles entscheidenden »CT-Wert« ab. Ohne ein genaues Verständnis dieses Werts bleibt die Funktionsweise von PCR-Tests rätselhaft, und man kann die Argumentationsgrundlage des »neuen Normal« nicht verstehen.

Dass nach anderthalb Jahren Pandemie Begrifflichkeiten wie SARS-CoV-2, COVID-19, PCR und CT immer noch synonym verwendet, durcheinandergewirbelt oder kreativ neu wortgeschöpft werden, ist schon für normale Bürger recht ignorant. Für politische Führungskräfte, allen voran die Bundeskanzlerin, die Deutschland kompetent durch die schwerste Krise nach 1945 geführt haben will, ist das allerdings skandalös.

Da das Geschäftsmodell PCR-Test nebst nachfolgendem Impfreigen jeden deutschen Bürger elementar betrifft, kann es sicher nicht schaden, dem Verständnis der Funktionsweise von PCR-Tests ein paar Minuten Zeit zu widmen. Die PCR-Methode ist zur Rechtfertigung der Corona-Maßnahmen von derart zentraler Bedeutung, dass ich dem Thema in *Vom Verlust der Freiheit* ein eigenes Kapitel gewidmet habe. Hier kann ich die Hauptproblematik lediglich streifen – ein kleiner Auszug aus meinem Buch:

»Ein PCR-Test reagiert auf das winzigste Bruchstück einer kurzen RNA-Sequenz aus einem Virus, wenige Atomverbindungen reichen aus. Allerdings ist es so, dass die PCR-Methode nur mit DNA (Desoxyribonukleinsäure) funktioniert. Da das Erbmaterial von Coronaviren jedoch aus RNA (Ribonukleinsäure)

besteht, muss das Material vor dem Test ›umgeschrieben‹ werden. Zunächst wird das gesamte biologische Material der Probe, Zellen und Viren, durch eine Art Säure zerstört. Diese ›Lyse‹ löst Eiweißhüllen auf und zerlegt das Material in seine Grundbestandteile. Danach werden die freigewordenen RNA-Fragmente des Virus mithilfe der sogenannten reversen Transkriptase in DNA-Fragmente umgeschrieben. Vorab ist festzuhalten: Durch den Lyseprozess lässt sich nicht mehr sagen, ob der Abstrich infektiöse vollständige Viren enthielt, ob er aus Resten bereits zerstörter Viren besteht oder ob es sich gar um Fragmente artverwandter Viren handelt. Der eigentliche Test beginnt nach der Lyse: Bei jeder normalen Zellteilung entfaltet sich die Erbsubstanz DNA, die sogenannte Doppelhelix trennt sich wie ein Reißverschluss in der Mitte auf. Durch das Enzym Polymerase wird der jeweils fehlende Strang auf jeder Seite des Reißverschlusses verdoppelt, da sich die Nukleotide eines jeden Stranges nur nach festgelegten Paarungen andocken können (Schema: C an G, G an C, A an T, T an A). Bei der Polymerase-Kettenreaktion wird dieser Vorgang simuliert, indem der gesuchte Schnipsel Erbsubstanz durch Erhitzen auf über 90 °C ebenfalls in zwei Einzelstränge getrennt wird. Sofern man der Probe das Enzym Polymerase hinzufügt und genügend freie Nukleotide als Baumaterial vorhanden sind, kommt es bei erneutem Absenken der Temperatur zu neuen Paarungen; auf diese Weise lässt sich eine exakte Kopie der gesuchten Erbsubstanz *erreichen. Dabei muss man sich klarmachen, dass das gesuchte Material bei jedem Testzyklus, dem sogenannten ›Amplifikationszyklus‹, bei dem der DNA-Strang (bzw. der umgeschriebene RNA-Strang) erhitzt, geteilt und verdoppelt wird, exponentiell ansteigt. Mathematisch erinnert das Verfahren an umgekehrte Homöopathie: (...) Ein PCR-Test ist also eine gigantische ›copy and paste‹-Vervielfältigungsmaschine, mit der sehr wenig RNA-Material auf das Billionenfache vermehrt werden kann. Diese Vervielfältigung ist nötig, weil der Nachweis des Materials über eine optische, chemische Farbreaktion erfolgt, die bei zu wenig Material nicht funktionieren würde. Angenommen bei einem Nasenabstrich würden sich nur zehn Coronaviren auf dem Tupfer befinden, die den Patienten in dieser geringen Menge niemals krank machen könnten – das PCR-Verfahren würde bei entsprechend langer Laufzeit dennoch Millionen Viren ›nachzüchten‹, damit der Nachweis gelingt. Natürlich züchtet das Verfahren keine ganzen Viren nach, sondern vervielfältigt lediglich ein winziges Molekül aus der Virus-Erbsubstanz. Man rechnet das Ergebnis lediglich so hoch, als würde es sich um ›ganze‹ Viren handeln.«*[45]

Die Aussagekraft eines PCR-Tests steht und fällt jedoch mit der durchgeführten Anzahl der Amplifikations-

---

45 Raymond Unger, *Vom Verlust der Freiheit*, S. 132 f, Europa Verlag 2021

zyklen, also der Frage, wie oft die Probe erhitzt und abgekühlt wurde, um das Material zu vervielfältigen. Da die Sequenzen des zu bestimmenden Virus-Erbguts, also winzige Bruchstücke der DNA, dabei *exponentiell* vermehrt werden, ist man schon nach wenigen Zyklen in den fabelhaften Bereichen von Milliarden, Billionen und Billarden angelangt:

> »Die entstandene DNA sieht man nicht direkt, sondern über einen Fluoreszenz-Farbstoff, dessen Intensität gemessen wird. Die DNA in der Probe wird in jedem Arbeitsschritt verdoppelt, der Anstieg ist exponentiell. Wenn man von einem einzigen Genabschnitt ausgeht, hat man nach einem Zyklus schon zwei davon, und da in jedem Zyklus weiter verdoppelt wird, hat man nach:
> 10 Zyklen = 1024 = ca. 1 Tausend
> 20 Zyklen = 1.048.576 = ca. 1 Million
> 30 Zyklen = 1.073.741.824 = ca. 1 Milliarde
> 35 Zyklen = 34.359.738.368
> 40 Zyklen = 1.099.511.627.776 = ca. 1 Billion
> 45 Zyklen = 35.184.372.088.832
> 50 Zyklen = 1.125.899.906.842.624 = ca. 1 Billiarde
> Die entscheidende Frage ist: Wann hört man auf?«[46]

Die Zuverlässigkeit eines positiven PCR-Tests – und damit auch die Frage nach der sogenannten Viruslast – fällt mit der Anzahl der durchgeführten Amplifi-

---

46 corodok.de, »Cycling und Recycling der SARS-CoV-PCR«, 07.09.2020

kationszyklen rapide ab. Ebendiese Anzahl der Test-durchläufe ist der berühmte »CT-Wert«. Verkompliziert wird die Sache leider dadurch, dass es auch eine Unter-grenze von Zyklen gibt, bei der die Labormaschine eben nicht lange genug gelaufen ist. Nur fünf oder zehn Zyklen können zu wenig sein, um den gesuchten Partikel zu de-tektieren. Allgemein ernst genommen werden daher posi-tive PCR-Tests aus einem Zwischenbereich, 20 bis 30 Amplifikationszyklen gelten als verlässlich, bei höheren CT-Werten nehmen die falsch positiven Ergebnisse leider bis zu 90 % zu. Unglücklicherweise gab es gleich zu Be-ginn der Pandemie eine weltweit befolgte Empfehlung des ersten PCR-Testentwicklers für Corona, Christian Drosten, auf dessen Expertise Merkel nach wie vor ver-weist. Angesichts der großen Gefahr von Corona sei man mit Testzyklen von 40 und mehr auf der sicheren Seite. In meinem Buch zitiere ich aus der Broschüre »SARS-CoV-2-Diagnostik« des PCR-Test-Herstellers Biovis' Diagnos-tik, aus Limburg-Offenheim:

»Um die Sensitivität des SARS-CoV-2-Nachweises zu erhöhen und auch geringste Virusmengen bei be-ginnenden Infektionen erfassen zu können, wurde jedoch empfohlen, die Zahl der Amplifikations-zyklen auf 40 zu erhöhen (Christian Drosten und Olfert Landts ›Workflow‹). Damit wird die Detek-tionsgrenze des Verfahrens erreicht, wobei die er-höhte Sensitivität zu Lasten der Spezifität geht, d. h. falsch positive Ergebnisse werden häufiger. Fraglich positive SARS-CoV-2-PCR Tests mit CT-Werten

über 35 sind nicht selten und sollten immer kontrol-
liert werden.«[47]

Zusammengefasst: Ein CT-Wert »steigt und fällt nicht in einem Krankheitsverlauf« (O-Ton Merkel), sondern wird vom Laborarzt festgelegt. Wird der Thermocycler auf 30 Zyklen programmiert, hat die Probe einen CT-Wert von 30. Inzwischen haben unzählige Studien, Gerichtsurteile und Regierungen einräumen müssen, dass der Löwenanteil aller PCR-Tests, da diese mit CT-Werten über 35 oder gar 40 erfolgten, bis zu 90 % falsch positive Ergebnisse geliefert haben. Am 20. Januar 2021 hat sich diesbezüglich sogar die WHO geäußert. In dem Dossier *»WHO Information Notice for IVD Users 2020/05, Nucleic acid testing (NAT) technologies that use polymerase chain reaction (PCR) for detection of SARS-CoV-2«* wird offiziell bestätigt, dass PCR-Tests mit hohen CT-Werten zur Feststellung von Corona-Infektionen ungeeignet sind.

»Das erste Land, das sich entschließt, dem PCR-Test-Spuk ein Ende zu bereiten, ist Portugal. Das Berufungsgericht von Lissabon erklärt die auf der Basis von PCR-Tests verhängte Quarantäne von vier Portugiesen für unrechtmäßig:
›Was sich aus diesen Studien ergibt, ist einfach – die mögliche Zuverlässigkeit der durchgeführten PCR-Tests hängt von Anfang an von der Schwelle der

---

47 Raymond Unger, *Vom Verlust der Freiheit*, S. 137, Europa Verlag 2021

Amplifikationszyklen ab, die sie beinhalten, sodass bis zu einer Grenze von 25 Zyklen die Zuverlässigkeit des Tests bei etwa 70 % liegt; wenn 30 Zyklen durchgeführt werden, sinkt der Zuverlässigkeitsgrad auf 20 %; wenn 35 Zyklen erreicht werden, liegt der Zuverlässigkeitsgrad bei 3 %. [...] Das bedeutet, dass bei einem positiven PCR-Test bei einer Zyklusschwelle von 35 oder höher (wie es in den meisten US-amerikanischen und europäischen Labors der Fall ist) die Wahrscheinlichkeit einer Infektion weniger als 3 % beträgt. Die Wahrscheinlichkeit, dass eine Person ein falsches Positiv erhält, liegt bei 97 % oder höher.‹ [Salto.bz, ›PCR-Test nicht zuverlässig‹, 19.11.2020]«[48]

Kurzum: Was nach 18 Monaten Pandemie zum Basiswissen gehören sollte, ist, dass ein PCR-Test nur minimale Teilfragmente eines Virus detektiert. Mit einem echten Erregernachweis, bei dem ganze Viren angezüchtet und nachgewiesen werden, hat ein PCR-Test nicht das Geringste zu tun. Vollkommen unverständlich ist daher der Aufklärungstext für Bürger auf der RKI-Homepage. Bezüglich der Frage, wer laut rechtlichen Verordnungen als genesen gilt, lautet die mehr als erstaunliche Antwort des RKI:

»*Personen, die eine gesicherte SARS-CoV-2-Infektion durchgemacht haben, die weniger als 6 Monate*

---

48 Raymond Unger, *Vom Verlust der Freiheit*, S. 140, Europa Verlag 2021

zurückliegt. Der Nachweis einer gesicherten, durch-gemachten Infektion muss durch einen direkten Er-regernachweis (PCR) zum Zeitpunkt der Infektion erfolgen.«[49]

Direkter Erregernachweis mit einem PCR-Test? Ob es sich hier um Inkompetenz oder vorsätzliche Täuschung des Bürgers handelt, überlasse ich der Fantasie des Le-sers. Nach 18 Monaten Pandemie bei einem PCR-Test immer noch von einem »direkten Erregernachweis« zu sprechen, empfinde ich jedenfalls als bewusste Täu-schung. In Wirklichkeit kann man den Löwenanteil der sogenannten Corona-Fallzahlen, die auf PCR-Tests mit hohen CT-Werten beruhen, nebst den hübschen, roten Balkendiagrammen, die bei der *Tagesschau* so beliebt sind, getrost vergessen.

Halbwissen

Die Industrie und ihre Berater haben offensichtlich nicht allzu viel dazu beitragen, dass politische Entscheider das Diagnostikum hinter der Pandemie wirklich verstanden haben. Es ist zu befürchten, dass viele Politiker kaum eine bessere Figur abgegeben hätten als ausgerechnet die Bundeskanzlerin in ihrer letzten offenen Fragestunde des Parlaments am 23. Juni 2021. Der AfD-Abgeordnete Sebastian Münzenmaier konfrontiert die Kanzlerin mit

---

49 Robert Koch-Institut, »COVID-19 und Impfen: Antworten auf häufig gestellte Fragen (FAQ)«, Stand 19.08.2021

einer aktuellen, diesmal deutschen PCR-Studie der Universität Duisburg und Essen. Wie bereits viele internationale Untersuchungen zuvor hatte auch die deutsche Studie erneut festgestellt, dass PCR-Tests zur Feststellung »Infizierter« wenig geeignet sind. Der Abgeordnete Münzenmaier fragt die Kanzlerin, inwieweit sich angesichts dieser Unzuverlässigkeit weitere »Schutzmaßnahmen« überhaupt noch rechtfertigen lassen. Zunächst weist Merkel darauf hin, dass alle guten Antworten zum Thema bereits von Christian Drosten gegeben wurden. Dann erklärt sie nonchalant, dass man mit weiteren Maßnahmen so lange rechnen müsse, bis die ganze Welt geimpft sei, womit sie wortgleich wiederholt, was im Dreieck Johns Hopkins Center for Health Security, Weltwirtschaftsforum und Bill und Melinda Gates Foundation ohnehin Konsens ist. Schließlich schwingt sich Merkel dann aber doch noch persönlich auf, um den ihrer Meinung nach unwissenden AfDler aufzuklären, was es mit »SARS-CoV-19« so auf sich hat:

> »Wenn Sie sich den PCR-Wert eines Erkrankten anschauen, dann baut der sich auf, und dann baut der sich nach einem Höhepunkt auch wieder ab. Und das heißt, man hat im Verlauf der Krankheit, wenn man jetzt jeden Tag einen PCR-Test machen würde, immer eine bestimmte Verlaufskurve, und da sind Teile davon unterhalb von 25 und Teile davon sind über 25, und mal ist man mehr ansteckend und mal ist man gar nicht mehr ansteckend. (…) Sie können aber mit einem PCR-Test, bei dem Sie hundertprozentig

*rauskriegen, ob jemand die Krankheit hat, nicht sa-
gen, ist der auf dem aufsteigenden Ast des PCR-Wer-
tes oder ist der auf dem absteigenden Ast des PCR-
Wertes (…).«*

Die erste, etwas verworrene Antwort der Kanzlerin hätte
man vielleicht noch unter »unglücklich ausgedrückt«
verbuchen können. Doch statt präzise nachzufragen,
lässt Münzenmaier die Kanzlerin bei seiner Nachfrage
vom Haken, da er diese wesentlich allgemeiner formuliert. Nun aber, und dies völlig ohne Not, spult Merkel
erst richtig auf. Diesmal erklärt sie die Sache mit Corona
noch einmal gründlich – und offenbart dabei vollends
ihr Halbwissen:

*»Ich werde jetzt mal ordnen, was Sie hier gesagt ha-
ben. Ein PCR-Test ist positiv – dann hat der Mensch
SARS-CoV-19. Zweitens: Mit einem PCR-Test ist ein
CT-Wert verbunden, irgendeine Konzentration in
Abhängigkeit von der Zeit. Und dieser CT-Wert kann
über oder unter 25 sein. Ist er über 25, ist der Mensch
ansteckend. Ist er unter 25, ist er nicht ansteckend.
Sie wissen aber nicht, in welchem Moment des
Krankheitsverlaufes Sie diese Messung machen, also
hat er morgen einen höheren CT-Wert oder einen
niedrigeren CT-Wert, und davon hängt ab, ob er
morgen noch ansteckend ist oder nicht. Das heißt
also, im Grundsatz ist der PCR-Test immer ein hervorragender Indikator für die Frage, ob jemand
krank ist. Und wenn ich mir den Zeitverlauf von CT*

*angucke, kann ich auch sagen, wann ist er mit großer
Wahrscheinlichkeit ansteckend und wann nicht.«*

Eigentlich kann man nach dieser Aneinanderreihung von
Fehlern und Halbwissen nur noch fassungslos staunen:
»SARS-CoV-19« gibt es nicht. Es gibt auch keine »auf-
oder absteigenden PCR-Werte« – ein PCR-Test ist entweder positiv oder negativ. Und ein CT-Wert beschreibt
auch keine wie auch immer geartete »Konzentration« im
Blut. Natürlich gibt es auch keinen »Zeitverlauf von
CT«, ebenso »steigt und fällt« der Wert nicht dynamisch
während eines Krankheitsverlaufs, es sei denn, man hätte tatsächlich die Kapazitäten, jeden Patienten täglich zu
testen, was vollkommen realitätsfern ist. Und bezüglich
der Viruslast, also der Gefahr einer Ansteckung, verhält
es sich diametral anders, als die Kanzlerin erklärt, ein
Mensch mit *hohem* CT-Wert wird immer *weniger* ansteckend. Kurzum: Merkel weiß offensichtlich nur sehr
vage, worüber sie redet.

Bei den großen Medien bügelt man Merkels Auslas-
sungen als »Versprecher« und »Missverständnis« ab.
Die *ARD* schaffte es sogar, Merkels Lapsus diametral
umzudrehen. In der *Tagesschau* vom 23. Juni 2021 war
es plötzlich die Kanzlerin, die die *»Wissenslücken der
fragenden Abgeordneten konsequent aufdeckte«.* Eine
derartig kompromisslose Huldigung der politischen
Führung trotz deren offenkundigen Versagens erinnert
stark an die *Aktuelle Kamera* der DDR. Allerdings
verwundert dieser mehr als kreative Umgang mit
der Wahrheit kaum noch. Schließlich hatte man in der

ARD anderthalb Jahre lang Merkels Richtlinienkompetenz zur Corona-Krise gepriesen. Es sei ein Glücksfall für Deutschland gewesen, eine promovierte, umsichtige Wissenschaftlerin an der Spitze des Landes zu haben. Die Vorsitzende der Ministerpräsidentenrunden verfüge über »wissenschaftlichen Sachverstand« und könne daher die komplexen Hintergründe zur Pandemie besser verstehen und so den Empfehlungen der Experten mit weiser Voraussicht folgen. Unter dieser Lesart wurde die Kanzlerin zu einem strengen, aber klugen Schutzengel Deutschlands aufgebaut. Angesichts der angeblich großen Gefahr von Corona und der hohen Kompetenz der Kanzlerin tolerierte ein Großteil der Deutschen die schmerzhaftesten Freiheitsbeschneidungen klaglos.

Killer und Mutanten

Das Corona-Narrativ lebt von Beginn an von vier Grundpositionen, deren Hinterfragung schärfstens sanktioniert wird:

> *Das mediatisierte Zentrum hat ein ›Killervirus‹ im Gedächtnis der Gesellschaft platziert, ein ›Narrativ‹ (man könnte auch sagen: ein Märchen) mit vier ›erzählerischen Grundelementen‹: erstens ›eine einzigartige Ausnahmesituation‹ (ein ›tödlicher Erreger‹, der mit anderen Viren nicht vergleichbar ist), zweitens ›das lückenlose Kontaktverbot‹ als Gegenmittel, drittens die Verleumdung von allen, die nicht unein-*

*geschränkt an eins und zwei glauben (›unsolidarisch,
zynisch oder unmoralisch‹), und viertens die Impfung als ›einziger Ausweg aus der Krise‹.«*[50]

In meinem vorangegangenen Buch weise ich in dem Kapitel »*Schutzlos ausgeliefert*« nach, dass weder die einmalige Gefährlichkeit des Virus gegeben war, noch dass die
Bevölkerung ihm schutzlos ausgeliefert war. Auch ohne
Impfung verfügen viele Menschen über eine hohe Kreuz-
immunität, da Coronaviren saisonal seit jeher zum Spek-
trum der Grippewellen gehören. Hätte man bereits früher
in jedem städtischen Labor Thermocycler gehabt, die
schnell und kostengünstig Teilabschnitte des Virusgenoms
nachweisen können, hätte man den Corona-Alarmismus
bereits früher starten können. Die Logik des Lösungsan-
gebotes der Industrie fußt auf einem Dreiklang:

1. Es gibt ein neues, einmalig gefährliches Virus.
2. Niemand besitzt natürliche Antiköper dagegen.
3. Nur eine Impfung mit künstlichen Antikörpern
   bietet Rettung.

Im Sinne eines Geschäftsmodells hat dieses Narrativ allerdings eine unschöne Selbstlimitierung, denn: *Sobald
alle Menschen geimpft sind, ist das Geschäft vorbei.*
Ebendas haben die meisten Menschen am Anfang tatsächlich noch geglaubt. Aus Sicht der Industrie hat die
Sache sogar zwei unschöne Haken: Zum einen kann man

---

50 Michael Meyen, »Die Propaganda Matrix«, Rubikon Verlag, S. 35,
    (In Anlehnung an Clemens G. Arvay, »Wir können es besser«)

bei dieser Erzählung eigentlich nur einmal impfen. Zum Zweiten wird relativ schnell auffliegen, dass Corona-Impfungen ebenso schlecht wirken wie Grippe-Impfungen. Timing ist daher alles. Wenn man die Herde nicht ganz schnell durch das erste Impfgatter treiben kann, wird früher oder später jeder mitbekommen, dass der Impfstoff schlichtweg nicht funktioniert. Dies liegt in der Natur der Sache und ist wie bei der Grippe-Impfung: Bis man den Impfstoff hergestellt und verteilt hat, gibt es das ursprüngliche Virus schon längst nicht mehr. Es ist daher logisch und geradezu zwingend, aus der Not eine Tugend zu machen und Mutationen in das Narrativ einzubauen – allerdings: Wiederum steht und fällt der Erfolg dieser vierten Komponente des Framings mit der Inszenierung seiner Besonderheit. Die äußerst banale Tatsache, die bezüglich Grippeviren jedes Kind kennt, wird bei Corona zur Sensation: In England hat sich eine gefährliche Mutation entwickelt, die 70 Mal ansteckender ist! Forscher nennen das Monster B1.1.7.! Europa hält den Atem an … Die EU kappt alle Flüge nach England … Irgendwann verschwindet B.1.1.7 so sang- und klanglos, wie es kam. Weder die Hospitalisierungszahlen noch die reale Übersterblichkeit hatte das Ungeheuer erhöhen können. Bei der WHO hieß »B.1.1.7« offiziell »Alpha«. Danach und von nicht minderem medialen Tamtam begleitet, folgten: Beta (B.1.351 Südafrika), Gamma (B.1.1.28.1 Brasilien), Delta (B.1.617.2 Indien), Eta (B.1.525, mehrere Länder), Jota (B.1.526 Vereinigte Staaten), Kappa (B.1.617.1 Indien), Lambda (B.1.1.1.37 Peru), My (B.1.621 Kolumbien), Epsilon (B.1.427 Vereinigte

Staaten), Zeta (B.1.1.28.2 Brasilien) und Theta (B.1.1.28.3 Philippinen)[51]. Wahnsinnig gruselig ... Man hat den Eindruck, Corona mutiert beängstigend schnell, das Ganze klingt nach einem Wettrennen zwischen Natur und Wissenschaft – ob die Menschheit den Kampf um den lebensrettenden Impfstoff gewinnen wird?

>*Sollte es tatsächlich zu einer solchen Virus-Form kommen – gegen die die aktuellen Impfstoffe nachweislich keinen ausreichenden Schutz mehr bieten –, müsste man mit dem Impfen auf der Welt wieder von null beginnen. Die Entwicklung eines neuen Impfstoffs würde laut Pfizer dann jedoch bedeutend schneller ablaufen können als zu Beginn der Pandemie, als das Virus völlig neu war. Drei Monate würde es demnach dauern, bis eine entsprechend modifizierte Impfstoff-Version kreiert sei, skizziert Bourla. ›Wir haben einen Prozess entwickelt, der es uns ermöglicht, innerhalb von 95 Tagen nachdem wir eine Variante als besorgniserregend identifizieren, einen maßgeschneiderten Impfstoff gegen diese Variante zu entwickeln‹, lautete die Ankündigung des Pharma-Chefs.«[52]*

Was für eine Erleichterung! Jeweils nur 95 Tage bis zu den neuen Impfstoffen! Diese Zeitspanne ließe sich notfalls auch im Lockdown verbringen ...

---

51 Wikipedia, »Benennung der Varianten von SARS-CoV-2«, Stand 06.07.2021

52 *Focus*, »Forscher weisen neue Corona-Variante nach – mit so vielen Mutationen wie noch nie«, 01.09.2021

»Das Impfen auf der Welt wieder bei null beginnen«? Aus Sicht der Chefetage eines der weltweit größten Pharmaunternehmen sicher keine allzu düstere Aussicht. Und als hätte es Bill Gates geahnt, sprach der Gründer des größten Impfimperiums (GAVI-Impfallianz) von Anfang an davon, dass Corona in erster Linie dazu diene, eine weltweite Logistik mit neuen Vertriebswegen und riesigen Impfstoff-Fabriken in jedem Land der Welt aufzubauen, um in den kommenden Jahren *»noch schneller und effektiver helfen zu können«.*

In Wirklichkeit gibt es seit Wuhan jedoch nicht zwölf, sondern Tausende neue Mutationen des ursprünglichen Virusstammes. Die dramatisch klingenden Mutationen der WHO, samt ihrer kryptischen Kürzel, sind lediglich eine minimale Auswahl der *tatsächlichen* neuen Varianten. Es handelt sich sozusagen um die »Stars«, die seitens der Industrie aus strategischen Gründen ins Rampenlicht gestellt wurden:

»Laut GISAID-Datenbank, einer der weltweit auf Initiative von Wissenschaftlern entstandenen Genomdatenbank von Influenza- und SARS-CoV-2-Viren, hat sich seit Wuhan SARS-CoV-2 mehrfach verändert. Auf der folgenden Doppelseite sind in der kreisförmigen Grafik mit Monatsringen die weltweit nacheinander oder gleichzeitig gefundenen Mutanten des ›ursprünglichen‹ Wuhan-SARS-CoV-2 nach Abstammungszweigen (›Clades‹) farbig angeordnet. Man sieht vom im Zentrum dargestellten Wuhan-Virus nach außen hin Tausende von Mutationen sich

kontinuierlich weiter verändern und mutieren. Diese Viren sind sequenziert und können molekülgenau verglichen werden. Vom ins Zentrum gesetzten ›Wuhan-Virus‹ sind innerhalb eines Jahres über 4000 mutierte Varianten beschrieben worden. Wie sähe die Taxonomie wohl aus, wenn man zum Beispiel bereits am 24. Dezember 2018 in Husum an der Nordsee ein SARS-Virus gesucht und entdeckt hätte? Dort hat natürlich vor 2020 wohl kaum jemand nach SARS-Viren gesucht. Wenn aber doch, wäre dann der Subtyp aus Wuhan vielleicht am 24. Dezember 2019 auf einem der Husumer Äste aufgetaucht? Wer von Ursprung redet, der zeigt damit nur, an welchem Punkt er angefangen hat zu denken.«[53]

Was Wolfgang Wodarg in seinem Buch *Falsche Pandemien* beschreibt, ist von zentraler Bedeutung für das holistische Verständnis der tatsächlichen Koexistenz zwischen Viren und Menschheit. Viren, oder besser das sogenannte Virom, beschreibt die notwendige, ständige Besiedlung des menschlichen Organismus mit Tausenden Virusstämmen, die sich ständig weiterentwickeln. Nur das alte, mechanistische Denken, das zwischen »körperfremd und feindlich« und »eigenen Körperzellen« unterscheidet, mündet im »Kampf gegen Viren«. Für jeden ganzheitlichen Mediziner ist dieses Weltmodell grotesk und längst überholt. Die tiefe Sinnkrise und Ent-

---

53 »Falsche Pandemien: Argumente gegen die Herrschaft der Angst«, S. 109 ff, Wolfgang Wodarg, Rubikon Verlag, 2021

wurzelung der westlichen Gesellschaft hat eine innerpsychische Projektion mannigfaltiger »Abwehrkämpfe« ausgebildet. Der hysterisierte Umgang mit einem Pandemiegeschehen oder klimatischen Veränderungen ist lediglich symptomatisch für eine tief verunsicherte Generation. Zeitgenössische Menschen fühlen sich nicht mehr als Teil einer Ganzheit oder Schöpfung. Mithilfe eines neuen Sensoriums dringt man immer tiefer in Fragmentierungen vor, die das große Ganze vollends aus dem Blick geraten lassen. Heute ist es möglich, das Genom eines Virus auf jede Nukleinbase auslesen zu lassen. Was man früher nur grob erahnte, kann man heute nebeneinanderlegen, vergleichen und in Datenbanken sammeln: Schon wieder eine Mutante! Abermals hat der Feind seine Strategie geändert! Womöglich ist diese oder jene Abfolge der Kernbasen diesmal ganz besonders gefährlich! Tiefe Fragmentierung, ohne Vertrauen auf das große Ganze, ist für den menschlichen Geist immer angsterregend. Und wenn die Angst zu groß wird, muss man in den Krieg ziehen:

»*Im Krieg gegen ›850 000 bedrohliche Viren‹ wird die Menschheit laut Yuval Harari vor zwei Alternativen gestellt, beide Optionen wurden bereits bei SARS-CoV-2 sichtbar: Entweder es drohen immer wieder neue suizidale Lockdowns mit Sozialentzug, Massenarbeitslosigkeit und bitterer Armut – oder die Menschen stimmen ihrer eigenen totalen Überwachung zu, damit ›Infektionsketten effektiv nachverfolgt werden können‹. Dabei können sich nur sehr wenige ausmalen, wie weitgehend diese Kontrollen im digitalen Zeitalter sein werden.«*[54]

Wenn Karl Lauterbach jemals einen Punkt gemacht hat in seinen alarmistischen Aussagen, dann darin, dass Massenimpfungen den Mutationsdruck auf Virusstämme exorbitant erhöhen. Was auch immer sich Menschen einfallen lassen – das holistische Kunstwerk »Virus« überlebt auf jeden Fall. Ungeachtet dieser Tatsache schlagen die Berater der Bundesregierung die dritte und vierte »Booster-Impfung« gegen »Corona-Mutationen« vor. Man dreht den offensichtlichen Sachverhalt kurzerhand um: Nicht die toxischen Impfungen sind schuld an den erneut steigenden Corona-Zahlen, sondern die x-te Mutation des Virus. Anstatt den Brand zu löschen, gießt man zusätzliches Öl ins Feuer und schließt einen unheilvollen Teufelskreis: mehr Impfungen, mehr Coronakranke, mehr Impfungen …

Doch eines sollte sonnenklar sein: Wer diesen Impfreigen für gut und richtig hält, kommt um ein rigoroses System digitaler, permanenter Überwachung des Impfstatus nicht herum.

---

54 Raymond Unger, *Vom Verlust der Freiheit*, S. 432, Europa Verlag 2021

KAPITEL 3

DIE POLITIK

Mitgefangen, mitgehangen

Im Sommer 2021 stellte sich endgültig heraus, dass die Argumente zur Feststellung einer »Notlage von nationaler Tragweite« von ihren alten Begründungskonstruktionen abgekoppelt wurden. Trotz minimalster Inzidenzzahlen beschloss das Parlament »vorsorglich« die Verlängerung der Notlage. Man konnte den Eindruck erhalten, dass die politischen Entscheider gar nicht beabsichtigten, dem Bürger seine eigentlich unveräußerlichen Grundrechte bedingungslos zurückzugeben. Alle Befürchtungen, die ich in meinem vorangegangenen Buch noch vorsichtig im Konjunktiv formulierte, wurden im weiteren Verlauf des Jahres 2021 bittere Realität. Der Alptraum eines totalitären Impf-Staates nach chinesischem Muster, der vor Kurzem noch als verleumderische Behauptung von »Verschwörungstheoretikern« galt, scheint auch in Deutschland Gestalt anzunehmen:

> › *Impfnötigung für alle Bürger, selbst für Kinder, unter Androhung des Entzugs gesellschaftlicher Teilhabe*

› *Politiker-Animositäten und mediale Hetze gegen Ungeimpfte, die als unsolidarische »Egoisten« verunglimpft werden*
› *Ankündigung von diversen »Auffrischungs-« und »Booster-Impfungen« in regelmäßigen Abständen für bereits Geimpfte*
› *Ankündigung digitaler Kontrolle und Nachverfolgung aller Bürger bei jeder Art von Bewegung im öffentlichen und sozialen Raum.*

Während die französischen Bürger derartig totalitäre Maßnahmen (noch) boykottieren, indem sie demonstrativ vor fast leeren, »Nur für Geimpfte«-Bars und Restaurants picknicken, konnte die deutsche Regierung ihre Agenda ohne nennenswerten Widerspruch und losgelöst vom realen Pandemiegeschehen umsetzen. Bereits im April 2021 stellte Heribert Prantl, ehemaliger Chefredakteur der *Süddeutschen Zeitung,* mit Entsetzen fest, dass man im Zuge der Coronamaßnahmen nahezu alle Bürgerrechte eingeschränkt hat:

»Bewegungsfreiheit, die Glaubens- und Religionsfreiheit, der Schutz der Familie, die Versammlungsfreiheit, die Vereinigungs- und Koalitionsfreiheit, die Freizügigkeit, die Berufs- und Berufsausübungsfreiheit, die Gewerbefreiheit, der Schutz des Eigentums«.[55]

---

55 Telepolis, Heribert Prantl, 18.04.2021

Im Vertrauen auf eine kurze Not- und Übergangsphase hatte das einstmals föderale, demokratische System der Bundesrepublik seine Macht in die Hände eines zentralistischen Notstandregimes gelegt. Dessen neuer Chef heißt Jens Spahn und erreichte unter einer scheinbar nie endenden Notlage einen ungeahnten Zuwachs an Macht. Da es zum Grundprinzip von Macht gehört, selbige auszubauen und zu festigen, lässt sich heute in Echtzeit studieren, was man früher nur aus Geschichtsbüchern kannte.

> *»Rund um Corona stößt man unweigerlich auf Institutionen und Organisationen wie die UN, WHO, die Johns Hopkins University, das RKI, die Gavi-Impfallianz oder CEPI, deren Fäden immer im WEF zusammenlaufen und die außerdem immer von Bill Gates unterstützt werden. Zudem fällt auf, dass sowohl des WEF als auch Microsoft eine enge Zusammenarbeit mit China präferieren. […] Die Indizienkette, dass nationale politische Entscheidungen massiv seitens dieser Interessengruppen lobbyiert wurden, ist erdrückend.«*[56]

Dass Teile dieses Systems auch den Beraterstab der Bundesregierung gestellt haben, ist kaum verwunderlich.

Mittlerweile hat sich aber eine ganz andere Problematik entwickelt: Politische Entscheider können nicht mehr zurück, selbst wenn sie erkennen, dass sie den

---

56 Raymond Unger, *Vom Verlust der Freiheit*, S. 449, Europa Verlag 2021

Lobbyisten dieses Bündnisses auf den Leim gegangen sind. Inzwischen gilt: mitgefangen, mitgehangen, auch für die willfährigen Medien, die das Narrativ nach Kräften unterstützt haben. Zuzugeben, eine Kette fataler, unnötiger Fehlentscheidungen in der Corona-Politik zu verantworten, würde das sofortige Karriereende etlicher Politiker und den Zusammenbruch des bisherigen Polit- und Mediensystems bedeuten. Der Journalist Milosz Matuschek geht sogar noch weiter, wenn er feststellt, dass es längst kein Zurück mehr gibt:

> *Die Politik, ein Teil der Wissenschaft und ein Großteil der Medien sind in einen Kampf gezogen, ohne die Möglichkeit des Rückzugs offenzulassen. Viel Vertrauen wurde zerstört. All diejenigen, die das offizielle Covid-Narrativ weiter stützen, sind nun in der misslichen Situation, dass sie selbst diese Pandemie brauchen, um zu überleben. Die Behauptung, dass es sich hier gerade um ein gefährliches Virus handelt und die Maßnahmen zu dessen Bekämpfung richtig sind, muss um jeden Preis halten. Fällt das Narrativ, kollabiert die Glaubwürdigkeit von drei tragenden Institutionen: Politik, Medien und Wissenschaft.*[57]

Würden die Menschen tatsächlich das Vertrauen in drei tragende Säulen der westlichen Gesellschaftsordnung verlieren, könnten sich sehr chaotische Verhältnisse

---

57 miloszmatuschek.substack.com, »Der Corona-Komplex – was passiert hier eigentlich gerade?«, Milosz Matuschek, 12.12.2020

einstellen. Das entstehende Machtvakuum würde wahrscheinlich schnell von radikalen politischen oder religiösen Kräften gefüllt. Für die Protagonisten des Corona-Narrativs, Politiker, Wissenschaftler und Journalisten, geht es unterdessen längst um alles. In dieser Gruppe müssen kognitive Dissonanzen um jeden Preis überschrieben werden, nach dem Motto: »Augen zu und durch« oder »Es kann nicht sein, was nicht sein darf«.

Inzwischen betreibt ein Notbündnis aus politischen Entscheidern, Pharmalobbyisten, Medien und Wissenschaftlern eine geradezu zynische Informationspolitik: *»Es ist doch nur ein kleiner Piks, und danach gibt's eine Bratwurst.«* Abgesehen von dieser bösartigen Verniedlichung, wird die Impfdebatte maximal moralisch aufgeladen. Systeme, die derart auf die schiefe Bahn geraten, müssen immer mehr Energie aufwenden, um nicht umzufallen. Der zunehmende Druck der Selbstrechtfertigung entlädt sich in Form von Projektionen. Schnell werden »Schuldige« gefunden, ohne die es niemals so weit gekommen wäre. Schaut man sich die Aussagen vieler Politiker an, lässt sich seit Monaten eine massive Verschärfung der Tonlage erkennen. Anfangs hatte man noch beteuert, niemand würde zu irgendetwas gezwungen. Allein aus ethischen Gründen sei es bezüglich einer Impfung geboten, voll und ganz auf Freiwilligkeit zu setzen. Zudem sei es moralisch unerträglich, Menschen in irgendeiner Weise zu diskriminieren oder auszugrenzen, selbst wenn sie mit ihren persönlichen Entscheidungen falschlägen. Zum Glück stünde in westlichen Demokratien immer die unantastbare Würde des Menschen an erster Stelle, mit dem unveräußerlichen Recht auf Selbstbestimmung und der Unverletzlichkeit des eigenen Körpers. Doch wie sieht es heute aus? Das simple Narrativ der »Fremdgefährdung« hat in wenigen Monaten alle humanistischen Grundrechte abgeräumt. Inzwischen soll das Prinzip der Notwehr gelten: Wer als Ungeimpfter die Gesundheit, das Leben anderer fahrlässig gefährde, habe jedes Recht auf Selbstbestimmung verwirkt.

Wie zutiefst sinnentleert und widersprüchlich diese Argumentation ist, fällt inzwischen niemandem mehr auf. Denn spätestens seit der Delta-Variante, deren Träger Geimpfte wie Ungeimpfte gleichermaßen sind, als auch mit den hohen Hospitalisierungszahlen bereits Geimpfter hat sich das simple »Gefährder«-Narrativ erledigt. Auch Geimpfte sollten sich deshalb klar und deutlich gegen diese vorsätzliche Spaltung der Gesellschaft aussprechen, denn in wenigen Monaten könnten sie es sein, auf die man mit dem Finger zeigt. Dabei muss man bedenken: Die Falle, in die so viele nationale Entscheider getappt sind und die zu derart fatalen politischen Fehlentscheidungen führte, schnappte bereits Ende März 2020 zu. Seither stehen viele Politiker mit dem Rücken zur Wand.

Im Folgenden beschreibe ich die von der Politik installierten Hauptinstrumente zur Untermauerung des Industrie-Narratives, um den fatalen politischen Kurs vor sich selbst und der Welt rechtfertigen zu können. Jeder, der sich etwas Zeit nimmt, wird die schweren Logikbrüche und Ungereimtheiten in der Corona-Politik sofort erkennen. Hier aber von vorsätzlichen Lügen zu sprechen, würde zu kurz greifen. Auch auf der individualpsychologischen Ebene verfügt die menschliche Psyche über ein riesiges Arsenal, um schmerzhafte Fehler zu leugnen und abzuwehren. Weitaus größer und komplexer werden diese Abwehrreflexe, wenn es sich um den Irrweg eines Kollektivs handelt. Auf der Basis neokultischer Handlungen entwickelt sich ein eigenes, hermetisches Logiksystem, das aus der Innenansicht vollkommen kongruent wirkt und das zwingend in die Spaltung der Gesellschaft führt.

Lockdowns

Von Beginn an schuf die Industrie mit ihrem PCR-Diagnostikum das Kardinalinstrument, publikumswirksame Zahlen an »Infizierten« und »Toten« ausgeben zu können. Das daraus abgeleitete »Fearmongering« war die »Überlastung der Intensivstationen«, eine Erzählung, die allein deshalb so gut funktionierte, weil sie in vielen Regionen dieser Welt wahr ist, insbesondere in den Wintermonaten. Um die Zahlenkonstruktionen visualisieren zu können, schuf man dramatisch klingende »Inzidenzwerte«, die bei korrekter Darstellung nur Promillewerte abbilden. Wenn man sich darüber hinaus klarmacht, dass der Löwenanteil dieses ohnehin minimalen Bevölkerungsanteils lediglich aus *positiv getesteten* und nicht aus erkrankten Menschen besteht, wird der Irrwitz der Methode umso größer.

Ungeachtet dessen gaben »objektive Wissenschaftler« alarmierende Grenzwerte heraus: Bei einem Anteil von

0,1 % »*Infizierten*« in der Bevölkerung bestünde »*allerhöchste Gefahr*«, so die Berater der Bundesregierung. Die Logik hinter diesem Wert: Bei einem Krankheitsgeschehen oberhalb dieser Größenordnung könnten die Gesundheitsämter Infektionsketten nicht mehr nachverfolgen. Ohne rigorosen Lockdown ab einer Inzidenz von 100 könne es daher zu einer unkontrollierten, exponentiellen Explosion der Pandemie kommen mit möglicherweise Hunderttausenden Toten. Man mag es kaum glauben, aber auf Basis dieser kruden Argumentation wurde die »Bundesnotbremse« beschlossen, die alle Bundesbürger automatisch in den Lockdown schicken sollte. Nach unzähligen Streitereien auf den Ministerkonferenzen unter dem Vorsitz der Kanzlerin lag der Vorteil auf der Hand: Hatte man diesen »wissenschaftlich festgestellten Alarmwert« als Automatismus etabliert, entfiel die lästige Begründung für den x-ten Lockdown vor laufender Kamera. Die Inzidenz von 100 gilt seither als höhere Gewalt, gegen die man politisch machtlos sei. Die Tatsache, dass kein politisch Verantwortlicher die tatsächliche Maßeinheit der verschwindend geringen Menge von 0,1 % überhaupt ausspricht, ist verständlich. Eine »Inzidenz von 100« klingt für die menschliche Wahrnehmung weitaus dramatischer. Wie doppelt sinnentleert dieser künstliche Alarmwert ist, will indes keinem Mainstream-Journalisten auffallen. Wie weiter oben bereits geschrieben, ist das Wording, bei PCR-Test-Positiven von »Infizierten« zu sprechen, eine bewusste Irreführung. Zum anderen sind Inzidenzzahlen ohnehin sinnlos, solange die alles entscheidende Frage nach der Testmenge nicht in die Berechnung eingeht. Inzidenzwerte werden ohne den alles entscheidenden Faktor der *Testmenge* des jeweiligen Landkreises erhoben, dies macht das Verfahren willkürlich und manipulierbar.

Der deutsche Wirtschaftswissenschaftler und Spieltheoretiker Prof. Christian Rieck spricht bezüglich der Bundesnotbremse gar von einem »Stufenspiel«, mit dem sich die Freiheitsrechte der Bürger nach Belieben einschränken lassen. Ansonsten gilt schlichtweg: Wer viel mit hohen CT-Werten testet, hat auch hohe Inzidenzzahlen, völlig unabhängig vom tatsächlichen Durchseuchungsgrad der Bevölkerung.

Dass es aus Sicht von Krankenhausbetreibern höchsten Sinn macht, so viel wie möglich zu testen, um möglichst hohe Inzidenzwerte zu produzieren, erhellt sich gleich. Das entscheidende Narrativ der überlasteten Krankenhäuser zündete weniger aufgrund der beeindrucken Bilder aus China, wo im Januar 2020 medienwirksam ein riesiges Notkrankenhaus aus dem Boden gestampft wurde. Wirklich Angst bekamen die Deutschen erst nach den Berichten aus Italien. In meinem vorangegangenen Buch widme ich mich den Hintergründen im Kapitel »*Der Wolf von Bergamo*«. Hier nur kurz: Das Phänomen fußte von Anfang an auf dem Zusammenspiel unglücklicher, lokaler Phänomene und ließ sich nie auf Deutschland übertragen. Ursächlich waren unter anderem politische Entscheidungen während der Pandemie (wie z. B. aus hygienischen Gründen nur noch Feuerbestattungen zuzulassen in einem Land, das historisch-kulturell bedingt nur über wenige Krematorien verfügte), eine Kaskade von Ereignissen im desolaten italienischen Gesundheitswesen, die Überalterung der lokalen Bevölkerung, Umweltfaktoren sowie vorangegangene Impfkampagnen.

Ungeachtet dieser spezifischen, ungünstigen Faktoren wartete eine deutsche Medienmeute im Frühjahr 2020 auf die sichere Überlastung der deutschen Intensivstationen, die jedoch niemals eintrat. Im Gegenteil: Da vorsorglich viele notwendige Operationen abgesagt wurden, meldeten deutsche Kliniken sogar Kurzarbeit an. Das peinliche Thema der ausgebliebenen »Überlastung der Krankenhäuser« kam zwar im Sommer 2020 etwas zur Ruhe, um dafür im Herbst 2020 umso mehr Fahrt aufzunehmen. Insbesondere die Kanzlerin und Karl Lauterbach warnten vor dem erneuten Kollaps des Gesundheitssystems, was mit stetig steigenden Auslastungszahlen der Intensivstationen untermauert wurde. Es sei nicht mehr »fünf vor zwölf«, sondern bereits »fünf nach zwölf«, hieß es im langen Winterlockdown 2020/2021. Die Ärzte auf den Intensivstationen stünden kurz vor der »Triage«, also der grausamen Entscheidung, wen sie leben lassen sollten und wer sterben müsse. Doch wie bereits im Frühjahr 2020 blieb auch diese über die Wintermonate 2020/2021 beschworene Katastrophe aus. Was war wirklich geschehen?

Tatsächlich sorgte ein unscheinbarer, kleiner Paragraf im Krankenhausfinanzierungsgesetz für einen Effekt, der zu einem unausgesprochenen Pakt zwischen den kommerziellen Kliniken und der Bundesregierung führte:

§ 21 »Ausgleichszahlungen an Krankenhäuser aufgrund von Sonderbelastungen durch das neuartige Coronavirus SARS-CoV-2« regelte, ob ein Krankenhaus in den Genuss der insgesamt 10 Milliarden Sonderzuschüsse des Bundes kam – oder eben nicht. Der neue Zusatz »belohnte« das Abrechnungssystem von Krankenhäusern, sofern zwei Faktoren gegeben waren: Der entsprechende Landkreis musste eine Inzidenz von mindestens 70 aufweisen, und die Krankenhäuser mussten ihre Intensivstationen als mindestens zu 75 % ausgelastet melden. Wer trotz hoher Inzidenzen immer noch zu viele freie Intensivbetten meldete, war selbst schuld und kam nicht in den Genuss der hohen Prämienzahlungen. Im Gesetz lesen sich die Anreize für den steuerfinanzierten Goldesel für die private Krankenhauswirtschaft so:

> *»[…] in einem Landkreis oder einer kreisfreien Stadt die 7-Tage-Inzidenz der Coronavirus-SARS-CoV-2-Fälle je 100.000 Einwohnerinnen und Einwohner über 70 liegt und sich aufgrund der nach Satz 8 übermittelten Angaben ergibt, dass der Anteil freier betreibbarer intensivmedizinischer Behandlungskapazitäten in dem Landkreis oder der kreisfreien Stadt in einem ununterbrochenen Zeitraum von sieben Tagen durchschnittlich unter 25 Prozent liegt […]«*[58]

Unmittelbar nach der Implementierung des neuen Gesetzes geschahen sehr wundersame Dinge: Obwohl sich

---

58 § 21 - Krankenhausfinanzierungsgesetz (KHG)

die totale Anzahl der Intensivpatienten im Vergleich zu den Vorjahren kaum verändert hatte, stieg der Faktor der »Auslastung« der Intensivstationen kontinuierlich an. Grund war aber nicht ein vermehrtes Patientenaufkommen, sondern eine *verminderte* Bettenanzahl. Der perfide Fehlanreiz der Politik hatte dazu geführt, dass auf dem Gipfel der Pandemie immer mehr Krankenhäuser ihre Intensivbettenanzahl vorsätzlich *abbauten,* um das Dauer-Auslastungsziel von 75 % nicht zu verfehlen. Schlussendlich waren auf dem Gipfel der Pandemie über 6000 Intensivbetten *abgebaut,* was auf dem Papier nach einer dramatischen Verschärfung der Lage aussah. Inzwischen wurde die Legende einer angeblichen Überlastung der Intensivstationen glücklicherweise auch in vielen Artikeln der etablierten Presse aufgearbeitet. Im Juni 2021 schreibt der *Stern:*

»Seit Januar weiß das Gesundheitsministerium in Berlin, dass die Zahlen der gemeldeten Intensivbetten falsch sind. Das RKI hatte bereits im Januar dieses Jahres Alarm geschlagen und darüber informiert, erklärt der Bundesrechnungshof in seinem Bericht. Und weiter konstatierte das RKI: Die Intensivbelegung sei ›nicht mehr für eine Bewertung der Situation geeignet‹. Trotzdem wurden auf Grundlage dieser falschen Zahlen die dramatischsten Einschränkungen der bürgerlichen Freiheiten in Deutschland nach dem Krieg beschlossen und durchgesetzt. Obwohl man wusste, dass die Zahlen nicht verlässlich sind. [...] Gesundheitsminister Jens Spahn muss uns

erklären, warum er den deutlichen Hinweisen des RKI nicht nachgegangen ist und weiter mit falschen Zahlen operiert hat. RKI-Chef Lothar Wieler muss uns erklären, warum er bei seinen zahlreichen TV-Auftritten kein Wort über seine Erkenntnisse zu der schwierigen Datenlage zur Intensivmedizin verloren hat. Angela Merkel muss erklären, warum sie trotz ungenauer Datenlage immer weiter vor Engpässen im Gesundheitssystem gewarnt hat und schließlich die dramatischen Maßnahmen durchgesetzt hat, die sehr wahrscheinlich gar nicht nötig waren.«[59]

Aus gutem Grund übertitelte der *Stern* die Aufdeckung des Skandals mit »*Der Betrug mit den Intensivbetten ist Freiheitsberaubung*«. Denn die mantrahafte Wiederholung der Intensivbettenlüge im Winter 2020/2021 lieferte das Hauptargument für die »Bundesnotbremse«, das vermutlich verfassungswidrigste Gesetz der letzten Jahrzehnte. Im Bericht »*über die Prüfung ausgewählter coronabedinger Ausgabepositionen des Einzelplans 15 und des Gesundheitsfonds*« räumt der Bundesrechnungshof gleich mit mehreren Legenden der Corona-Politik auf:

»Patientinnen und Patienten, die am neuartigen Coronavirus erkrankt waren, belegten im Jahr 2020 durchschnittlich 2 % der Krankenhausbetten und 4 % der Intensivbetten. Die geringere Bettenaus-

59 *Stern,* »Der Betrug mit den Intensivbetten ist Freiheitsberaubung«, Frank Schmiechen, 11.06.2021

lastung sei auf eine geringere Zahl an Behandlungs-
fällen zurückzuführen. Im Jahr 2020 seien in Kran-
kenhäusern die Behandlungsfälle im Vergleich zum
Vorjahr um 2,5 Mio. Fälle zurückgegangen.«[60]

Geringe Bettenauslastung? Rückgang der Fälle? In den
Massenmedien hatte sich die Lage der Kliniken deutlich
anders angehört. Rund um die Uhr wurde den Bürgern
der Eindruck vermittelt, die Intensivstationen seien mit
COVID-Patienten überfüllt, in Wirklichkeit war ihr Anteil nur marginal. Doch damit nicht genug, der Bundesrechnungshof deckte im selben Bericht noch weitere
Fehlanreize der Politik auf:

»Bei der Abgabe von Schutzmasken an besonders
vulnerable Personengruppen, bei den Ausgleichszah-
lungen an Krankenhäuser sowie bei der Förderung
zum Aufbau zusätzlicher Intensivbetten stellte der
Bundesrechnungshof Mängel fest. Selbst unter Be-
rücksichtigung des Zeit- und Handlungsdrucks in
der Krise waren diese Mängel gravierend. So erhiel-
ten Apotheken bei der Abgabe von Gratis-Masken
an vulnerable Personen unverhältnismäßig hohe
Erstattungen aus Bundesmitteln. Das System der
Ausgleichszahlungen an Kliniken für frei gehaltene
Intensivbetten ermöglichte Mitnahmen und setzte

---

60 Bericht an den Haushaltsausschuss des Deutschen Bundestages nach
§ 88 Absatz 2 BHO über die Prüfung ausgewählter coronabedingter
Ausgabepositionen des Einzelplans 15 und des Gesundheitsfonds,
09.06.2021

Fehlanreize bei der Meldung freier Kapazitäten. Folge war eine Überkompensation bei Krankenhäusern.«

Doch im Winter 2020/2021 bekam der normale Bürger von alledem natürlich kaum etwas mit. Hier lauschte man allabendlich den alarmierenden Meldungen der *Tagesschau,* die den kurz bevorstehenden Kollaps des Gesundheitssystems beschwor, um damit den überlangen Winterlockdown und die »Bundesnotbremse« zu begründen. Die dramatische Lage gerate in Kürze außer Kontrolle, wenn jetzt nicht hart durchgegriffen werde. Allen voran beschwor die Kanzlerin den Kollaps des Gesundheitssystems:

> *»›Jeder Tag zählt‹, sagte Merkel am Freitag im Bundestag. ›Wir müssen die dritte Welle der Pandemie bremsen und den rapiden Anstieg der Infektionen stoppen.‹ Die Lage sei ›ernst, sehr ernst‹, betonte Merkel. Intensivmediziner sendeten derzeit einen Hilferuf nach dem anderen. ›Wer sind wir denn, wenn wir diese Notrufe überhören würden?‹, fragte Merkel. Die Politik dürfe Ärzte und Pfleger jetzt nicht alleinlassen. ›Sie brauchen unsere Unterstützung.‹ [...] Die Notbremse sei ›das Instrument‹, um die drohende Überlastung des Gesundheitswesens zu verhindern, betonte Merkel. Sie wisse, dass der Gesetzentwurf ›harte Einschnitte‹ mit sich bringe.«*[61]

---

61 *ÄrzteZeitung,* »Merkel: Dürfen Hilferufe der Intensivmediziner nicht überhören«, 16.04.2021

Natürlich fand sich auf dem Gipfel des winterlichen Medien-Hypes auch der eine oder andere Intensivarzt, der vor laufender Kamera seinen heroischen Einsatz am Limit des Machbaren erläuterte. Dabei würde ich derartigen Interviews keineswegs unterstellen, sie seien gestellt. Aufgrund der künstlichen Betten- und Personalverknappung arbeiteten die Intensivmediziner ja tatsächlich am Rand der Überlastung. Zudem gilt, was für die ganze Pandemielage symptomatisch ist: Langjährige Missstände des Gesundheitswesens, die in Wirklichkeit systemimmanent sind, werden unter dem Brennglas Corona als neu und einmalig verkauft.

Abschließend noch einmal zurück zum Lockdown, der in den Medien als großer Erfolg gepriesen wurde. Inzwischen gibt es diverse Studien, die keinen Zweifel daran lassen, dass Lockdowns in keiner Weise hilfreich waren – im Gegenteil. Glücklicherweise gibt es viele Referenzmodelle von Staaten ohne Lockdown, wie Schweden oder einige amerikanische Bundesstaaten, die sogar eine schädliche Wirkung von Lockdowns nahelegen. Douglas Allen, Professor an der Simon Fraser University in Vancouver, hat für seine Lockdown-Meta-Studie allein 80 Einzelstudien zu COVID-19 ausgewertet:

»Sein Befund: Viele Forschungsarbeiten zu Covid-19 stützten sich auf falsche Annahmen, mit denen der Nutzen des Lockdowns überschätzt und die Kosten unterschätzt würden. ›Infolgedessen kamen die meisten frühen Kosten-Nutzen-Studien zu Ergebnissen, die durch spätere Daten widerlegt worden sind‹,

stellt der Ökonom fest. ›In den vergangenen sechs Monaten durchgeführte Untersuchungen haben gezeigt, dass Lockdowns bestenfalls einen geringfügigen Einfluss auf die Anzahl der Covid-19-Todesfälle hatten.‹ [...] Die geringe Effektivität von Lockdowns erkläre, warum nach einem Jahr kein Zusammenhang zwischen der Anzahl der Todesfälle und der Strenge der Corona-Beschränkungen in unterschiedlichen Ländern zu erkennen sei. In Bezug auf sein Heimatland mahnt Allen: Angesichts der enormen Kosten sei es möglich, ›dass der Lockdown als einer der größten politischen Fehler in Friedenszeiten‹ in die Geschichte Kanadas eingehen wird.«[62]

Worum es von Anfang an bei den Lockdowns *wirklich* ging, verrät die Schlüsselfigur und Ikone des deutschen und weltweiten Industrie-Narrativs, der mit Auszeichnungen und Ehren überhäufte Prof. Dr. Christian Drosten. Im *NDR Info Podcast* vom 3. September 2021 mit dem Titel *»Man könnte diese Pandemie wegimpfen«*, stellt Drosten bedauernd fest, dass er nicht mehr daran glaube, dass sich die ins Stocken geratene deutsche Impfkampagne noch signifikant zugunsten der Geimpften verschieben wird. Ursächlich sei die allgemeine *»Gleichgültigkeit«* vieler Menschen, eine Begründung, die schon sehr an das »Impfmuffel«-Narrativ erinnert. Dann sinniert Drosten über die weitaus besseren Impfquoten in Ländern wie Portugal und Spanien und liefert die Begründung gleich mit:

---

62 *Cicero*, »Mehr Schaden als Nutzen«, 27.04.2021

»*Die hatten einen richtigen Lockdown, also einen wirklichen Lockdown, wo man nur zum Einkaufen mit Begründung nach draußen darf, und auf der Straße patrouilliert das Militär – das ist ein Lockdown. Das haben wir in Deutschland nicht erlebt. Und wir … wir … können, glaube ich, diese Erfahrung in Deutschland nicht im Nachhinein noch simulieren. Das wird nicht gehen. Und darum glaube ich auch nicht, dass wir über Ansprache der Bevölkerung noch viel weiter kommen mit der Impfquote, in Wirklichkeit. Und darum glaube ich, dass die Politik eine schwere Aufgabe vor sich hat und konsequent auch Entscheidungen treffen muss.*«[63]

Man kann von Drosten halten, was man will, aber ein ehrlicheres Statement zur eigentlichen Funktion von Lockdowns habe ich noch von keiner offizieller Seite gehört. Es ging darum, den Menschen so viel Angst zu machen und den Alltag derart zu erschweren, dass die nachfolgende Massenimpfung als große Erlösung wahrgenommen wird.

Mogelpackung

Die Politik arbeitet zur Rechtfertigung des Corona-Narrativs stets mit »Zahlen«, die als unumstößliche Fakten gehandelt werden. In Wirklichkeit wird im Vorfeld der

---

63 *NDR Info* Podcast, »Man könnte diese Pandemie wegimpfen«, 03.09.2021

statistischen Erhebungen alles getan, um gewisse »Zahlen« sehr groß und andere sehr klein aussehen zu lassen. Bezüglich der Sterbezahlen rund um Corona besteht derzeit eine eklatante Ungleichbehandlung zwischen zwei Gruppen: Die Zahl »*an und mit Corona gestorben*« (Covid-Tote) wird künstlich hochgejazzt, die Zahl »*nach Impfung gestorben*« (Impfopfer) wird künstlich klein gehalten. Wie weiter oben bereits erwähnt, hat bis zum 31. Juli 2021 das Paul-Ehrlich-Institut 131.671 Impfschäden ausgewertet, 14.027 waren schwerwiegend, 1.254 dieser Gruppe sind gestorben. Kritische Ärzte geben aber zu bedenken, dass es sich bei den 131.671 Impfschäden in Deutschland lediglich um die *gemeldeten* Fälle handelt.

»Doch werden wirklich alle Fälle potenzieller Impfkomplikationen erfasst? Paul Biever [Arzt, der einen Verdachtsfall gemeldet hat] hat für seine Meldung zwei Formularseiten ausfüllen müssen, eine halbe Stunde Arbeit hat ihn das gekostet. Oft könnte das wohl kein Arzt im Klinikalltag leisten. Hellhörig wird er, wenn Patienten plötzlich seltene Krankheiten entwickeln: ›Da fragt man sich immer als Mediziner, warum hat der Mensch so ein Pech gehabt?‹ Ohnehin sensibilisiert seien die Ärzte bei Erkrankungen, bei denen ein kausaler Zusammenhang mit der Impfung bekannt ist. Die Erfassung von Herzmuskelentzündungen sei relativ vollständig, glaubt Biever. Aber was ist mit den häufigen Volkskrankheiten wie Infarkt oder Schlaganfall? Würde bei einem solchen

Krankheitsbild jemand die Impfung als Auslöser in Erwägung ziehen, wenn andere Ursachen infrage kommen? Eher nicht, räumt der Freiburger ein. Denkbar ist daher, dass manche potenziellen Impfschäden nicht erfasst werden und es daher bislang kein Warnsignal beim PEI gibt.«[64]

Ob man es mit den gemeldeten Fällen tatsächlich nur mit der Spitze des Eisbergs zu tun haben könnte, ließe sich erst beurteilen, wenn systematisch Obduktionen von Todesfällen vorgenommen würden, die im Zusammenhang mit der Impfung stehen. Momentan ist es leider so, dass viele Todesfälle aus dem Bereich der Herz-Kreislauf-Erkrankungen überhaupt nicht auf vorangegangene Corona-Impfungen abgeglichen werden. Hier passiert quasi das genaue Gegenteil dessen, was umgekehrt bei den Corona-positiv-Getesteten geschieht. Jeder Schwerstkranke, der an Krebs, Leukämie oder Überalterung verstirbt, zuvor aber positiv auf Corona getestet wurde, gilt statistisch gesehen automatisch als »Corona-Toter«. Nicht so bei den Geimpften, wo man überhaupt nicht prüft, ob die Todesfälle im Zusammenhang mit der Impfung stehen könnten. Aus diesem Grund fordern Pathologen, wie der weiter oben bereits erwähnte Prof. Schirmacher, systematische Obduktionen, sobald sich ein Impfzusammenhang herstellen lässt – was angesichts der hohen Impfquote inzwischen keine Seltenheit mehr ist:

---

64 *Welt*, »Ein Rest Risiko«, Michael Brendler, Birgit Herden, 26.08.2021

»Der Chef-Pathologe der Uni Heidelberg, Peter Schirmacher, drängt zu viel mehr Obduktionen von Geimpften. Neben Corona-Toten müssten auch die Leichname von Menschen, die im zeitlichen Zusammenhang mit einer Impfung sterben, häufiger untersucht werden, sagte Schirmacher der Deutschen Presse-Agentur in Stuttgart. Der Direktor des Pathologischen Instituts in Heidelberg warnt gar vor einer hohen Dunkelziffer an Impftoten und beklagt: Von den meisten Patienten, die nach und möglicherweise an einer Impfung sterben, bekämen die Pathologen gar nichts mit. [...] Mehr als 40 Menschen habe man bereits obduziert, die binnen zwei Wochen nach einer Impfung gestorben sind. Schirmacher geht davon aus, dass 30 bis 40 Prozent davon an der Impfung gestorben sind. Die Häufigkeit tödlicher Impffolgen wird aus seiner Sicht unterschätzt – eine politisch brisante Aussage in Zeiten, in denen die Impfkampagne an Fahrt verliert, die Delta-Variante sich rasant ausbreitet und Einschränkungen von Nicht-Geimpften diskutiert werden.«[65]

Mittlerweile verwundert es kaum noch, dass sich Schirmacher nach seiner Positionierung einem Shitstorm und übler Nachrede ausgesetzt sah. Vermutlich wird der renommierte Pathologe den Weg gehen, den vor ihm schon andere namhafte Wissenschaftler und Kritiker der

---

65 *ÄrzteZeitung*, »Heidelberger Chef-Pathologe fordert mehr Obduktionen von Geimpften«, 01.08.2021

133

Corona-Politik gegangen sind. Demnach sind ihm mediale und soziale Ächtung so gut wie sicher.

Den Skandal der Ungleichbehandlung in der Corona-Todesforschung zwischen »*an und mit Corona Gestorbenen*« oder »*nach Impfung Gestorbenen*« ließe sich, wie bereits erwähnt, am besten mit flächendeckenden Obduktionen aufdecken. Doch es gibt noch einen anderen Weg. Der Mediziner Bertram Häussler, Leiter des Gesundheitsforschungsinstituts IGES in Berlin, hat auch ohne Obduktionen eine simple und bestechend logische Methode entwickelt, wie man zumindest die völlig übertriebene Zahl der »COVID-Toten« entlarven kann: Häussler und sein Team haben schlichtweg den Infektionszeitpunkt mit dem Sterbedatum verglichen, und siehe da: Der Löwenanteil der Corona-Toten kann ursächlich überhaupt nicht am Virus gestorben sein, da positiver PCR-Test und Sterbedatum in den meisten Fällen viel zu weit auseinanderlagen. Am 31. August 2021 schreibt die *Welt* in dem Artikel »*Corona bei 80 Prozent der offiziellen Covid-Toten wohl nicht Todesursache*« dazu:

> »*Häussler: […] Halten wir also fest: Die Sterbezahlen sind sehr niedrig, und – man muss es leider sagen – auch diese Zahl liegt noch zu hoch. Es werden mehr Todesfälle gemeldet, als tatsächlich an Corona gestorben sind.*
>
> **WELT: Wie kann das sein?**
> *Häussler: Wir haben ermittelt, dass bei gut 80 Prozent der offiziellen Covid-Toten, die seit Anfang Juli*

gemeldet wurden, die zugrundeliegende Infektion schon länger als fünf Wochen zurückliegt und man daher eher davon ausgehen muss, dass Corona nicht die wirkliche Todesursache war.

WELT: Wie kann das passieren?
Häussler: In Deutschland gibt es mittlerweile 3,8 Millionen Menschen, die eine Corona-Infektion überlebt haben. Rechnerisch sterben täglich etwa 100 dieser Genesenen an regulären Todesursachen. Nun kommt es vor, dass solche Fälle im Gesundheitsamt einer vor Monaten gemeldeten Corona-Infektion zugeordnet werden. Sie gehen dann in die Statistik des RKI als Corona-Sterbefall ein. Da kann es sich dann auch um einen alten Menschen handeln, der sich zwar 2020 infiziert hat, jetzt aber an Herzversagen gestorben ist.

WELT: Was sagt man beim RKI dazu?
Häussler: Die kennen, wissen und bestätigen das. Sie wollen aber sichergehen, dass in der Statistik kein Corona-Toter fehlt. Angesichts massenhaft solcher Meldungen wird die Sterbestatistik so zunehmend verzerrter.«

Noch einmal zum Mitdenken: Ein Mann hat in 2020 einen positiven PCR-Test, wird danach wieder völlig gesund oder war ohnehin gar nicht symptomatisch erkrankt. Monate später erleidet er einen Herzanfall, doch da er beim Gesundheitsamt als »Corona-Fall« gemeldet war, gilt er statistisch als Corona-Toter. Und das RKI kennt diese Praxis und belässt es bei der massiven Verzerrung der Statistik?

Tatsächlich hat Bertram Häussler hier nur eines von vielen Instrumenten aufgezeigt, um die Zahl der »COVID-Toten« so hoch wie möglich erscheinen zu lassen. Durchschnittlich sind die »Corona-Toten« in Wirklichkeit sogar älter geworden als die statistisch gemittelte Lebenserwartung, wobei der Löwenanteil der Toten unter zwei bis drei schweren Vorerkrankungen gelitten hat. Ohne das Label »Corona-Toter« schaut man auf ein statistisch völlig normales Sterbegeschehen. Selbst die offiziellen Daten des RKI und des Statistischen Bundesamtes geben nicht her, dass sich im Zuge von Corona signifikante Verschiebungen der Krankenhausbettenbelegung, Arztkonsultationen oder Krankenstände ergeben hätten. In Wirklichkeit war die dramatisch erscheinende Übersterblichkeit von 50000 Menschen im Pandemiejahr 2020 nur eine absolute Zahl ohne Bezugsgröße, die das wahre Sterbegeschehen nur verzerrt wiedergab. Bereinigt um die Zahlen der überalterten Jahrgänge, die statistisch ohnehin vermehrt sterben mussten, und bereinigt um die Zahl der gewachsenen Gesamtbevölkerung Deutschlands, hatte es weder in 2020 noch im ersten Halbjahr 2021 eine echte Übersterblichkeit gegeben:

»Das Statistische Bundesamt veröffentlicht eine Studie mit dem Titel: ›Sonderauswertung der Sterbefallzahlen 2020 – Daten zur Einordnung einer zeitweisen Übersterblichkeit im Zusammenhang mit der Corona-Pandemie‹.

Das überraschende Fazit:

›Der Blick in andere Länder zeigt auch, dass die Corona-Pandemie in Deutschland bisher vergleichsweise geringe Auswirkungen im Hinblick auf eine etwaige Übersterblichkeit hatte. Ein Zusammenhang der erhöhten Sterbefallzahlen mit dem gleichzeitigen Auftreten von COVID-19-Todesfällen in gleicher Größenordnung ist zwar naheliegend, jedoch wurden beispielsweise die Dimensionen der Grippewelle 2018 nicht erreicht.‹

Und die Ludwig-Maximilians-Universität München, Lehrstuhl für Statistik und ihre Anwendungen in Wirtschafts- und Sozialwissenschaften, stellt in einer eigenen Studie mit dem Titel ›CoDAG-Bericht Nr. 4, 11.12.2020‹ fest: ›Todesfälle durch COVID-19 – Adjustiert auf die Einwohnerzahl zeigt sich keine ausgeprägte Übersterblichkeit (Goeran Kauermann, Giacomo De Nicola, Ursula Berger).‹« [66]

Dem interessierten Leser empfehle ich die fundierte Aufarbeitung der Corona-Rohdaten durch den Informatiker Marcel Barz, dessen Vortrag »*Die Pandemie in den Rohdaten*« auf YouTube viral ging. Marcel Barz, der sich selbst als »Erbsenzähler« bezeichnet, begann die statistischen Rohdaten nur aufzubereiten, um Corona-Politik-Kritiker von der realen Gefahr der Pandemie zu überzeugen. Die Ergebnisse frappierten den Informatiker schließlich selbst, da sie eine ganz andere Sprache

---

66 Raymond Unger, *Vom Verlust der Freiheit*, S. 217, Europa Verlag 2021

sprachen. Nebenbei bemerkt: Der fachkundige Beitrag von Barz ist ein Musterbeispiel illegitimer Zensur. *»Die Pandemie in den Rohdaten«* war gerade mal drei Tage online, als eine unwürdige Lösch- und Re-Post-Hatz begann.

Impfung macht frei

Im Verlauf des Jahres 2020 mussten die Bundesbürger viele dramatisch klingende Grenzwerte lernen, die sich allesamt still und leise in Wohlgefallen aufgelöst haben. Was als »Verdopplungszahl« begann, wurde obsolet, nachdem man die ausgegebenen Ziele spielend erreicht hatte. Auch vom ominösen »R-Wert«, der recht lange durch die Massenmedien geisterte, begleitet vom Slogan *»Flatten the curve«,* spricht heute kaum noch jemand. Das sich am längsten haltende Buhgespenst war schließlich die »Inzidenzzahl«, doch inzwischen erlaubt sich die Politik aus den ohnehin wackeligen Begründungskonstruktionen einer »Notlage« auszusteigen. Die Kernaussage, Corona sei eine Killerseuche und nur Massenimpfungen böten Schutz, wurde allein aufgrund der permanenten Wiederholungen internalisiert.

Zukünftig muss sich Jens Spahn nicht mehr mit argumentativem Klein-Klein aufhalten, es geht nur noch um eine alles entscheidende Frage: *Wie hoch ist der Anteil der Geimpften im Land?* Verdopplungszahl, R-Wert, Auslastung der Krankenhäuser, Inzidenzzahlen, Übersterblichkeit – argumentativer Schnee von gestern. Die neue Vereinfachung insinuiert: Die Corona-Krise könnte längst vorbei sein, sofern sich restlos alle Menschen impfen ließen. Mit entsprechenden Notverordnungen und Freiheitsverlusten müsse der deutsche Bürger demzufolge so lange rechnen, bis auch der letzte »Covidiot« und »Impfmuffel« die Lage begriffen hätte …

Mehr sozialer Druck auf Impfunwillige ist kaum vorstellbar. Nebenbei bemerkt: Das Wort »Impfmuffel« ist ein ziemlich perfider Kampfbegriff. Was etwas verniedlichend daherkommt, hat es bei genauerer Betrachtung in sich. Glaubt man den Impfkampagnen, ist die Impfentscheidung ein heroischer, solidarischer und laut Jens Spahn sogar »patriotischer« Akt und von größter Wichtigkeit. Selbstlos nimmt der Impfwillige gewisse Restrisiken in Kauf, um die Schwachen und Alten der Gesellschaft zu schützen. Wer da aus reiner Trägheit und »Muffeligkeit« einfach auf dem Sofa liegen bleibt, während Deutschland die schwerste Bewährungsprobe seit 1945 zu bestehen hat, muss schon ein verdammt verachtenswerter Zeitgenosse sein.

Was vor Monaten noch als Verschwörungstheorie galt, ist inzwischen Wirklichkeit geworden: *Freiheit nur durch Impfung.* Doch dahinter verbirgt sich erst der eigentliche Irrsinn des »neuen Normal«. Denn was es tatsächlich bedeutet, einen gültigen Impfstatus dauerhaft aufrechtzuerhalten und verpflichtet zu werden, jede Bewegung im sozialen Raum transparent zu machen, können sich offenbar nur wenige Bürger vorstellen. In meinem letzten Buch habe ich deshalb Beispiele aus China angeführt – eine Realität, die hierzulande (noch) als Utopie verlacht wird. Doch zu Ende gedacht, ebnet der

»G«-Staat auch hier den Weg in den totalen Überwachungsstaat nach chinesischem Muster, denn: Der Impfstatus muss immer und überall dokumentiert werden. Dies bedeutet digitalen Check-in und Check-out, bei jeder Bewegung, die der Bürger macht. Beim Reisen, auf Konzerten, beim Einkaufen, im Restaurant, auf der Arbeitsstelle, bei Feiern in Innräumen ... Kurzum: Jeder soziale Kontakt wird überwacht und ist an Bedingungen gekoppelt. Die Zauberformel zur sicheren »G-Gesellschaft« bedeutet: In einem dreistufigen Plan sollen am Ende nur noch vollständig geimpfte Menschen am öffentlichen und sozialen Leben teilnehmen dürfen. Für eine Übergangsphase soll zunächst noch die »3-G-Regel« gelten. Geimpfte, Genesene und Getestete dürfen noch am normalen gesellschaftlichen Leben teilhaben. Getestete allerdings nicht mehr auf Kosten des Staates. Wer die kostenlose Impfung verweigert, soll seine Tests selber bezahlen. Danach folgt der »2-G«-Staat, in dem sich nur noch Geimpfte und Genesene im sozialen Raum bewegen dürfen. Doch auch hierbei wird es nicht bleiben, denn kollektives Denken zur Abwehr einer (angeblich) übergroßen Gefahr fällt schnell in eine archaische Logik zurück. Der sich entwickelnde Kult zeigt immer die Tendenz zur Verschärfung:

»Ähnlich wie beim zwangsgestörten Detektiv Monk, der fortwährend seine Hände desinfiziert und dennoch jeden Gegenstand antippen muss, um nicht verrückt zu werden, stoßen auch neokultische Handlungen an ihre Grenzen. Maskentragen, Hände waschen,

Selbstisolation, Impfung, Binnen-I benutzen, Tofu essen, Ökostrom-Abo, E-Auto fahren und Diversitätsbeschwörungen, all das wird am Ende nicht reichen. Nur wenige Menschen verstehen, dass neurotisches, magisches Denken stets inflationär ist, daher muss ständig nachgelegt werden. […] Blaue OP-Masken gegen SARS-CoV-2 reichen plötzlich nicht mehr, um das Übel abzuwehren; inzwischen müssen es FFP2-Masken sein. Kurz darauf folgt eine Diskussion über Doppelmasken, zwei Masken übereinander sollen noch besser schützen. Danach folgt eine Debatte, dass Bartträger die Gesellschaft in besonderer Weise gefährden. Der Spiegel *titelt:* ›Bartträger Benjamin Maack fragt sich: Schulden wir der Gesellschaft eine Rasur?‹ *Der* Spiegel *kommt zu dem Ergebnis: selbstverständlich ja! Was mag danach kommen? Da sich Keime in Haaren besser halten als auf glatter Haut, wäre es konsequent, wenn sich alle Menschen kahlscheren würden, auch Frauen. Nasen-Abstriche zum Nachweis von SARS-CoV-2 werden neuerdings für weniger präzise gehalten als Abstriche aus dem Rektum. Sollten die Schnelltests auf Flughäfen und vor anderen Einrichtungen nicht sicherheitshalber im Analbereich vorgenommen werden?«*[67]

Die Logik massenhysterischer Phänomene fordert schließlich zwingend die Einführung des »1-G«-Staates,

---

67 Raymond Unger, *Vom Verlust der Freiheit*, S. 476 f, Europa Verlag 2021

was nichts anderes als eine Impfpflicht für alle bedeutet. *Nur noch Geimpfte unter sich – dann wird endlich alles gut sein!*

Oder doch nicht? Nur einen Schritt weitergedacht wird sofort deutlich, dass der Impfstatus immer nur eine Momentaufnahme ist. Inzwischen sollte jedem klar sein, dass es sich nicht um ein- oder zweimalige Corona-Impfungen handelt, sondern um einen ständigen Reigen weiterer »Auffrischungen« und »Booster« aufgrund der angeblich gefährlichen Mutationen. Wer also geglaubt hat, mit seinem »Grünen-Impfpass« ein für alle Male Ruhe zu haben, irrt sich gewaltig. Tatsächlich wird immer nur der jüngste Gesundheitsstatus anerkannt:

> Wer noch auf Basis eines veralteten Impfstoffes immunisiert wurde oder als Geimpfter trotzdem an Corona erkrankt – was zukünftig regelmäßig passieren wird –, verliert auch seinen gültigen Impfstatus.

Das Verfahren ist absolut inflationär und läutet eine Endlosschleife mit größter Gefahr für den sozialen Frieden ein. Während heute noch die Geimpften auf die Ungeimpften schimpfen, werden morgen die vierfach Geimpften auf die nur zweifach Geimpften schimpfen. Dieses Spiel können die Bürger gar nicht gewinnen – die Pharmaindustrie hingegen schon. Denn in deren Planungsstäben wird nicht gekleckert, sondern geklotzt. Die Industrie plant mindestens fünf Corona-Impfungen, und je nach Land geht man auch mehr oder weniger offen mit diesen Plänen um. So hat das nur neun Millionen Einwohner zählende Österreich jetzt bereits 42 Millionen Impfdosen gekauft – eher etwas zu wenig, wenn man fünfmal impfen will …

> »*Österreich deckt sich mit Impfstoff ein. Die Regierung beschließt am Mittwoch im Ministerrat den Kauf von 42 Millionen zusätzlichen Impfdosen für die Jahre 2022/2023. […] Aktuell geht man davon aus, dass nach der ersten Immunisierung weitere Auffrischungsimpfungen notwendig sein werden. […] ›Alles, was wir kaufen können, kaufen wir‹, sagte Kurz.*«[68]

Bis zu fünf Auffrischungsimpfungen bis ins Jahr 2023? Genau an dieser Stelle sollten Geimpfte kurz innehalten und sich ihre Instrumentalisierung gegen Ungeimpfte ansehen. Auch wenn man als Geimpfter kurzfristig mehr Freiheiten genießt – kann man eine derartige Impf- und Kontrollgesellschaft wirklich wollen?

Während man in Deutschland ob dieses geplanten Impfreigens eher noch etwas herumdruckst, gestehen Regierungen wie Österreich längst ein, dass es mit zwei oder drei Impfungen längst nicht getan ist.

Dass nach Industrievorgaben der Impfschutz alle sechs Monate zu erneuern ist, hat man in Israel längst verstanden. Hier wird inzwischen ganz offiziell die dritte Impfdosis angesetzt, doch dabei wird es gewiss nicht bleiben.

---

68 *Die Presse*, »Österreich kauft 40 Millionen Impfdosen für die nächsten zwei Jahre«, 05.05.2021

Corona-Maßnahmen-Kritiker weisen zu Recht auf einen neuen paternalistischen Politikstil hin, der weit über den Infektionsschutz hinausreicht. Wenn, wie im Fall der Impfung, das Einfordern von Solidarität entgegen persönlichen Überzeugungen erst einmal hoffähig geworden ist, steht dem politischen Missbrauch sittlicher Argumente kaum noch etwas entgegen. Letztendlich steht die Freiheit des Individuums auf dem Spiel. Das moralisch aufgeladene Hauptargument pro Impfung lautet: Die Entscheidung des Ungeimpften, sein persönliches Restrisiko einer COVID-Erkrankung in Kauf zu nehmen, sei der Gemeinschaft gegenüber egoistisch, denn diese müsse Folgen und Kosten tragen. Nun hat Corona im Vergleich zu anderen Gesundheitsrisiken eine vergleichsweise geringe Risikogröße. Laut offizieller WHO Berechnung liegt die Infektionssterblichkeit gemittelt bei lediglich 0,23 %[69]. Für jüngere Menschen liegt das Sterberisiko allerdings weit darunter:

    0 – 19 Jahre 0,0027 %
    20 – 29 Jahre 0,014 %
    30 – 39 Jahre 0,031 %
    40 – 49 Jahre 0,082 %
    50 – 59 Jahre 0,27 %
    60 – 69 Jahre 0,59 %[70]

69 WHO, »Infection fatality rate of COVID-19 inferred from seroprevalence data«
70 medrxiv.org, »Infection fatality rate of COVID-19 in community-dwelling populations with emphasis on the elderly: An overview«, Cathrine Axfors, John P.A. Ioannidis

Die Auflistung zeigt: COVID betrifft, ähnlich wie eine Grippeerkrankung, vorwiegend alte und multimorbide Bevölkerungsteile. Bleibt man gegenüber dem Ungeimpften dennoch bei dem Argument der Solidarität, drängt sich natürlich sofort die Frage nach anderen Lebensrisiken auf, die derzeit (noch) von der Gemeinschaft getragen werden: Zucker- und Fleischkonsum, Rauchen, Alkohol, Promiskuität, Risikosportarten wie Reiten, Wintersport und Motorradfahren haben ein vielfach höheres Gesundheitsrisiko als COVID-19. Wenn der Staat bestimmt, welche Lebensrisiken der Einzelne zulasten der Solidargemeinschaft eingehen darf und welche nicht – wo ist nach dieser Logik Schluss? Sicherlich nicht bei der Impffrage. Angesichts der zukünftigen Bargeldabschaffung wäre es ein Leichtes, ein Strafpunktesystem zu entwickeln, das dem Käufer von Fleisch, Alkohol, Süßwaren und Weißmehlprodukten direkt höhere Krankenkassenbeiträge aufbrummt. Auf diese Weise würde der nichtrauchende, abstinente, züchtige Veganer vom Solidarsystem profitieren. Zusätzlich könnte man Anreize über Boni einrichten, sofern ein Bürger genügend CO_2 einspart. In Wirklichkeit ist bei diesem allzu simplen Denkschluss noch nicht einmal im Ansatz erfasst, was Menschen in ihrem Leib-Seele-Dualismus *wirklich* gesund erhält – rigorose Askese sicher nicht. Oder anders gesagt: Es ist gar nicht so unwahrscheinlich, dass Gesundheitsapostel und Klimaschützer unglücklich werden und gerade deshalb schwer erkranken. Stress, Angst und Einsamkeit sind nämlich ungemein wirkmächtige Gesundheitsrisiken – ebendies haben die Kollateralschäden des Lockdowns so eindrucksvoll gezeigt.

Sündenbock

Unterdessen läuft die Umbildung zum »1-G«-Staat auf vollen Touren, doch vorerst befindet man sich noch auf der Zielgeraden zum »2-G«-Staat. Unschönes Hindernis auf dem Weg: Es wird immer offensichtlicher, dass die Massenimpfungen schlichtweg nicht funktionieren und dass Geimpfte ebenso infektiös sein können, wie Ungeimpfte. Trotzdem bleibt nichts unversucht, um zu beweisen, dass Ungeimpfte die wahren Treiber der Pandemie sind. *BR24* tritt diesen »Beweis« wiederum mit Inzidenzzahlen an:

> *»Die landesweite 7-Tage-Inzidenz lag nach Angaben des Landesamts für Gesundheit und Lebensmittelsicherheit (LGL) am Sonntag bei 69,4, ein Plus von 3,4 gegenüber dem Vortag. Allerdings stecken sich demnach vor allem Menschen an, die keinen vollständigen Impfschutz haben. In der Gruppe der Ungeimpften lag die Inzidenz laut LGL Stand Freitag bei 110,6 binnen einer Woche gemeldeten Neuinfektionen pro 100 000 Einwohner, bei vollständig Geimpften lag der Wert dagegen nur bei 9,2. Auf Menschen, die keinen vollständigen Impfschutz haben, könnten in Bayern deshalb bald weitere Einschränkungen zukommen. [...] Holetschek hatte bereits am Freitag von einer ›Pandemie der Ungeimpften‹*

gesprochen. Er schloss dabei nicht aus, dass es künftig auch in Bayern das 2G-Modell geben könnte, wie es Hamburg zum Wochenende eingeführt hat. Dabei können beispielsweise Restaurants oder Konzertveranstalter nur noch Geimpften und Genesenen Zutritt erlauben.«[71]

› Inzidenz bei Ungeimpften: 110
› Inzidenz bei Geimpften: 9

Noch Fragen, Kienzle? Ja, Hauser! Im Grunde ist diese statistische Augenwischerei fast zu plump, um wahr zu sein, denn: Im Spätsommer 2021 werden flächendeckend fast nur Ungeimpfte getestet – das Ergebnis könnte also gar nicht anders sein. Dasselbe gilt im Übrigen auch für die Behauptung von Jens Spahn, 95 % der »COVID-19-Patienten« auf den Intensivstationen bestünden aus Ungeimpften. Selbstverständlich hat Spahn formal recht. Doch erst auf Nachfrage des Journalisten Boris Reitschuster in der Bundespressekonferenz wird deutlich: Es geht wie immer nicht nur um COVID-*Erkrankte*, sondern um alle Patienten, die aus welchem Grund auch immer auf Intensiv liegen. Da Geimpfte in den Krankenhäusern per se nicht mehr getestet werden, sondern nur noch Ungeimpfte, bestehen Intensivpatienten mit positivem PCR-Test natürlich »zu 95 % aus Ungeimpften«. Der Trick scheint universell zu funktionieren. Würde

---

71 *BR24*, »Corona: Die Ereignisse vom 23. bis 29. August 2021«, 28.09.2021

man nämlich überall und bei jeder Gelegenheit weiterhin Geimpfte und Ungeimpfte gleichermaßen testen, könnte das Narrativ ernsthaften Schaden nehmen. Wie Ende September 2021 im Fußballverein SpVgg Unterhaching kommt es dann zur großen Ratlosigkeit. Präsident Manni Schwabl kommentiert: »Erklären kann sich das keiner.«

> »*Nachdenklich wird der Urbayer [Präsident Manni Schwabl] erst, als er erklären soll, wie das passieren konnte: zwölf positive Fälle in einer Kabine – und das, obwohl die ›weit überwiegende Zahl‹ seiner Profis doppelt geimpft sei. ›Von den zwölf positiv Getesteten sind zehn doppelt geimpft, einer ist genesen, nur einer war nicht geimpft – kurioserweise ist das derjenige, der den geringsten Wert aufweist.‹*«[72]

Auf Basis einer Irreführung, indem man nur noch Ungeimpfte testet, allen Ernstes politische Konsequenzen abzuleiten, ist grotesk. Glücklicherweise sind nicht alle Menschen so dumm, dass man mit jedem Blendwerk durchkommt. In den sozialen Medien werden allzu offensichtliche Ungereimtheiten kommentiert:

> »*Es ist einem Großteil der Leute der so naive wie bösartige Gedanke eingepflanzt worden, dass von Ungeimpften übertragene Viren irgendwie mehr oder*

---

72 *Merkur*, »Corona-Rätsel macht Schwabl ratlos: ›Von den zwölf positiv Getesteten sind zehn doppelt geimpft‹«, 26.09.2021

giftiger oder sonst was sind, als der exakt selbe Virus, von einem Geimpften übertragen. Man fühlt sich unter ungetesteten Geimpften (2G) also ›sicherer‹ als mit getesteten Ungeimpften (3G)…!! Das ist schon beängstigend blöd. Wir sind endgültig zurück im mittelalterlichen Aberglauben …«[73]

Tatsächlich sind die politischen Forderungen nach »2-G« als sicherem Standard vollkommen absurd. Geimpfte, die nachweislich ebenso viele Viren tragen können wie Ungeimpfte, gehen demnach ungetestet auf Großveranstaltungen. Frisch getestete Ungeimpfte, die sehr viel wahrscheinlicher *keine* Virusträger sind, gelten trotzdem als gefährlicher und werden ausgeschlossen. Dass es bei dieser Logik um die politisch gewollte Diskreditierung einer missliebigen Gruppe geht und nicht um echten Gesundheitsschutz, ist überdeutlich. Wie abwegig das »2-G«-Konzept tatsächlich ist, zeigt ganz einfach die Anwendung in der Praxis:

»Bei einer Partynacht mit ›2G‹-Zugangsbeschränkung in einem Club in Münster haben sich vergangene Woche mindestens 26 Menschen mit Corona infiziert, hauptsächlich Mittzwanziger. Dabei handele es sich nach bisherigen Erkenntnissen um Impfdurchbrüche und Ansteckungen von bereits Genesenen, berichtete die Stadt Münster. […] Der Eintritt zu der Party am 3. September sei in verschärfter 2G-

---

73 Facebook, Post »Bernh Hard«, 01.09.2021

Regelung erfolgt: ›Alle Gäste waren nach Eigenangabe geimpft oder genesen‹, so die Stadt.«[74]

Wenige Tage später wird die Zahl der »infizierten« Geimpften sogar auf 83 steigen.[75]

Obwohl derartige Geschehnisse deutlich abbilden, dass die Impfungen schlichtweg nicht funktionieren, kommen die Anhänger der Massenimpfung nicht ins Grübeln, ganz im Gegenteil. Bezüglich der Ereignisse im Club von Münster twittert Karl Lauterbach:

> *»Die sehr hohe Zahl Infizierter trotz Impfung zeigt, dass die Rückkehr zur Normalität zur sofortigen Infektion und Erkrankung der Ungeimpften mit Covid führen würde. Daher werden wir erst normal leben können, wenn Ungeimpfte infiziert oder geimpft wurden.«*[76]

Alle Deutschen werden erst wieder normal leben können, wenn alle Menschen geimpft sind … Schuld an allen Sondermaßnahmen sind die Ungeimpften …

Stur nach diesem Mantra setzt die Politik ihren Diskriminierungskurs gegen Ungeimpfte fort. Bislang war es so, dass alle positiv Getesteten, unabhängig von ihrem Impfstatus, Lohnersatz erhielten, wenn sie ihre Zwangs-Quarantäne absitzen mussten. Getreu dem Motto von

---

74 *ntv,* »Coronavirus-Liveticker« 09.09.2021
75 *Welt,* »83 Infizierte nach 2G-Party – Bisher keine Verstöße bei Impfnachweis«, 19.09.2021
76 Twitter, Karl Lauterbach, 13.09.2021

Ruprecht Polenz (CDU) *»Geimpfte und Ungeimpfte sind nicht gleich. Es ist deshalb folgerichtig sie ungleich zu behandeln«*[77], gilt ab 1. November 2021 ein neues Gesetz: Wer nicht geimpft ist, soll für seine Quarantänezeit keinen Lohnausgleich mehr erhalten. Auch dem Publizisten Dushan Wegner ist aufgefallen, dass es sich bei dieserart Ungleichbehandlung um schwarzpädagogische Erziehungsmaßnahmen handelt. Angesichts der Geschehnisse im »2-G«-Club von Münster schreibt Wegner:

> *»Wenn ein Geimpfter sich auf eine wilde Partynacht begibt und dort infiziert wird, und wenn er danach Kontakt mit einem ungeimpften Gesunden hat, dann müssen alle in Quarantäne – doch der Ungeimpfte, selbst wenn er nicht infiziert wurde, wird dafür finanziell brutal bestraft, dass ein infizierter Geimpfter sich in seine Gegenwart begab – nur dem gesunden Ungeimpften soll der Lohn enthalten werden, obwohl es die Geimpften waren, die einander ansteckten. Geht es um Gesundheit, oder geht es um Unterwerfung?«*[78]

Dass sich der Staat bei dieser schweren Diskriminierung gegen ein Drittel seiner Bürger selbst ausnimmt, deckt die Intention der Maßnahme vollends auf. Der Clou des neuen Gesetzes: Staatsbeamte, Minister oder Abgeordnete, die als Ungeimpfte in Quarantäne müssen, erhalten ihre Bezüge in vollem Umfang weiter:

---

77 *Der Spiegel,* »Der Fall Ulrike Guérot und die Grenzen der Freiheit«, 24.09.2021
78 dushanwegner.com, »Krieg gegen Ungeimpfte«, 12.09.2021

*»Wer als Ungeimpfter künftig in Corona-Quarantä-
ne geschickt wird, muss Gehaltseinbußen hinneh-
men. Denn Bund und Länder haben sich darauf ver-
ständigt, dass die Bezahlung in dieser Zeit ausgesetzt
ist. Anders sieht es bei Beamten aus - hier fließt das
Geld wohl weiter.«*[79]

Wie zynisch diese Ungleichbehandlung ist, wird mit der
Begründung erst richtig deutlich:

*»Der Deutschen Beamtenbund erklärte dem Sender
[ntv], dass eine Regelung wie im Bundesinfektions-
schutzgesetz für Angestellte wohl nicht für Beamte
reiche. Fazit: Angesichts der ›erheblichen Grund-
rechtseingriffe solcher Maßnahmen‹ genügten Verordnungen vermutlich nicht, da sie kaum grundge-
setzkonform seien.«*[80]

Für Beamte sind die neuen Maßnahmen nicht grundge-
setzkonform – für den einfachen Bürger hingegen schon.
Angesichts dieser grotesken Diskriminierungen trotz
klarer Datenlage frage ich mich immer wieder, ob Politiker es wirklich nicht besser wissen, oder ob sie genau im
Bilde sind und mit Vorsatz handeln. Manchmal passieren mediale Unfälle, wie kürzlich dem israelischen Gesundheitsminister Nitzan Horowitz, die einen eher Letz-
teres annehmen lassen:

79, *ntv,* »Ungeimpfte Beamte kriegen wohl weiter Geld«, 24.09.2021
80 *ntv,* »Ungeimpfte Beamte kriegen wohl weiter Geld«, 24.09.2021

»Laut ›Times of Israel‹ beging der israelische Gesundheitsminister Nitzan Horowitz im Gespräch mit Innenministerin Ayelet Shaked vor einer wöchentlichen Sitzung des israelischen Kabinetts am 12. September einen Fehler, der immer wieder Politikern und auch anderen Prominenten zum Verhängnis wurde. Im Glauben, die Mikrofone seien ausgeschaltet, soll der oberste Chef der israelischen Gesundheitspolitik seiner Kollegin auf eine Frage zum Grünen Pass geantwortet haben, dass der Zweck des Passsystems nur darin bestehe, die Bürger unter Druck zu setzen, damit sie sich impfen lassen. Diese Aussage zeichnete der israelische Nachrichtensender Channel 12 News auf und strahlte sie anschließend aus. […] Horowitz und Shaked waren den Berichten zufolge nicht im Bilde darüber, dass die Mikrofone neben ihnen ›heiß‹, also angeschaltet, waren, und ihr Gespräch deshalb aufgezeichnet wurde. Wörtlich sagte der Gesundheitsminister zu seiner Minister-Kollegin: ›Es gibt keine medizinische oder epidemiologische Rechtfertigung für den Covid-Pass, er soll nur Druck auf die Ungeimpften ausüben, sich impfen zu lassen.‹«[81]

Das Narrativ der Bundesregierung, allein Ungeimpfte seien Pandemietreiber, ist politisch motiviert und falsch.

---

81 reitschuster.de, »Es gibt keine medizinische oder epidemiologische Rechtfertigung für den COVID-Pass – Unglaubliche Aussagen von Israels Gesundheitsminister«, 14.09.2021

Umgekehrt wird womöglich eher ein Schuh daraus. So spricht der Direktor des Instituts für Medizinische Mikrobiologie des Universitätsklinikums Halle, Alexander Kekulé, bei Markus Lanz bezüglich der Geimpften gar von einem »Stealth Bomber«, der unterhalb des Radars fliegt und daher die Inzidenzzahlen besonders hochtreibt:

> »›Das Problem ist, dass die geimpften Erwachsenen das Virus trotzdem zu einem hohen Prozentsatz noch weitergeben können.‹ […] ›Weil der Geimpfte denkt, mir kann nichts mehr passieren‹, gehe er womöglich allzu sorglos ›in die 2G-Disko‹.«[82]

Wer hingegen sehen will, dass die Impfungen einfach nicht nur nicht funktionieren, sondern alles noch schlimmer gemacht haben, kann dies überall entdecken. Am 23. August 2021 twitterte der *Welt*-Wirtschaftsressortleiter Olaf Gersemann einige unschöne Daten bezüglich der »hervorragenden« Impfwirkung:

> »Der 7-Tage-Schnitt der neuen #Corona-Fälle in DE liegt aktuell bei 6961. Heute vor einem Jahr waren wir bei 1344.
> → Niveau jetzt 418 % höher als 2020
> → das aktuelle Niveau wurde 2020 erst am 22. Oktober erreicht

---

82 *Focus*, »Epidemiologe Kekulé warnt bei Markus Lanz vor ›Herbstorkan‹«, 16.09.2021

(PCR-Tests in KW 32
2020: 734.000
2021: 559.000)«

Ein um 418 % *gestiegener* 7-Tage-Schnitt zum Vorjahr – obwohl inzwischen über 50 % der Bundesbürger geimpft sind? Da scheint die Impfung ja wunderbar angeschlagen zu haben …

Nur wenige Tage nach dem Tweet von Olaf Gersemann, am 27. August 2021, stellt das RKI eine bunte Grafik vor, die aus Sicht der Impf-Apologeten ebenfalls stark erklärungsbedürftig ist. Die Karte der Bundesrepublik zeigt blaue (niedrige Infektionszahlen) und rote Bereiche (hohe Infektionszahlen). Das Erstaunliche: Plötzlich wird die alte DDR-Grenze wieder sichtbar. Während im Osten, also den Ländern mit einer deutlich geringeren Impfquote, alles blau ist, ist im Westen, also bei Ländern mit einer höheren Impfquote, alles rot. Die größten »Impfmuffel« leben im Osten und wählen AfD, hieß es immer, doch ausgerechnet dort sind die Inzidenzzahlen am niedrigsten. Ostdeutsche und Migranten hätten die Impfkampagne noch immer nicht verstanden, erklärt daraufhin das *ZDF:*

»Im Osten Deutschlands sind noch immer vergleichsweise wenige Menschen gegen Corona geimpft. Die Skepsis überwiegt. Sozialpsychologin Professor Betsch sagt, vor allem Menschen mit niedriger Bildung oder Migrationshintergrund müssten besser erreicht werden.«[83]

---

83 *ZDF*, »Da müssen wir noch mal ran und aufklären«, 15.09.2021

Ungeachtet der De-facto-Widerlegung der Impfwirkung, läuft die Kampagne gegen Ungeimpfte auf Hochtouren. Mitte September warnen die üblichen Sirenen vor einer »*Pandemie der Ungeimpften*« und vor einer »*fulminant verlaufenden 4. Welle*«.

> »*›Jede einzelne Impfentscheidung entscheidet auch darüber, wie sicher wir gemeinsam durch Herbst und Winter kommen‹, sagte der CDU-Politiker [Spahn] am Mittwoch bei einer Pressekonferenz in Berlin. […] ›Was wir gerade sehen, ist eine Pandemie der Ungeimpften.‹*«[84]

In derselben Pressekonferenz ergänzt RKI-Chef Wieler noch, dass viele Ungeimpfte der Gruppe der »bildungsfernen Schichten« angehören oder aus dem Umfeld der »Corona-Leugner« stammen würden. Auf die Bezeichnung »Covidioten« hatte Wieler verzichtet. Die *ZDF*-Seite mit dem entsprechenden Artikel zeigt noch einen extra hervorgehobenen Rahmen, der auf eine weitere Erklärung hinweist, warum sich manche Menschen partout nicht impfen lassen wollen:

> »*In Deutschland gibt es 6,2 Millionen Analphabeten. Betroffene meiden aus Scham öffentliche Orte, an denen ihr Nicht-Können auffallen würde, wie zum Beispiel in Impfzentren.*«[85]

---

84 *ZDF*, »RKI-Chef warnt vor ›fulminantem Verlauf‹«, 08.09.2021
85 *ZDF*, »RKI-Chef warnt vor ›fulminantem Verlauf‹«, 08.09.2021

Das Narrativ »Ungeimpfte als Pandemietreiber« wird in Kürze jedoch mit größeren Glaubwürdigkeitsproblemen zu kämpfen haben. Die Frist, in der sich die vielen zwangsgetesteten Ungeimpften als Pandemieverursacher framen lassen, läuft ab. Sobald die Tests kostenpflichtig werden, wird die Zahl der Ungeimpften mit positivem Testergebnis unweigerlich kleiner. Verschärft wird dieser Effekt dadurch, dass demnächst keine Schnelltests mehr zugelassen werden:

> *»Im öffentlichen Bereich, wo der Zugang für alle nötig ist, soll laut Bouffier ein Schnelltest nicht mehr genügen. Er gehe davon aus, dass ein PCR-Test nötig sein wird. Auch unterstütze er, dass private Unternehmen Ungeimpften den Zugang in ein Geschäft verwehren. ›Wer sich nicht impft, muss das akzeptieren. Es bleibt nur noch die Frage übrig: Wie wird das ausgestaltet? Darüber diskutieren wir.‹ Dabei gehe es nicht um Stigmatisierung. ›Aber die eigene Freiheit endet da, wo die Freiheit anderer eingeschränkt wird.‹«*[86]

Die Behauptung, Ungeimpfte würden »*die Freiheit anderer einschränken*«, wird ihre Wirkung kaum verfehlen. Aufgrund dieser Quasi-Erpressung durch den Staat werden sich viele auf den letzten Drücker impfen lassen. Andere werden Orte meiden, wo man die teuren PCR-Tests

---

86 Web.de, »Bouffier spricht sich für Einschränkungen für Ungeimpfte aus«, 13.09.2021

selbst bezahlen muss. Kurzum: Das Verhältnis Ungeimpf-te – Geimpfte kippt immer mehr zugunsten der Geimpf-ten. Wie kann man das Framing der Schuldübertagung auf Ungeimpfte also aufrechterhalten? Man könnte ver-suchen dem Dilemma damit zu entkommen, dass man in einer »2-G«-Gesellschaft einfach keine Tests mehr macht und behauptet, die Impfung sei ein großer Erfolg. Keine Tests = keine Inzidenzen. Pandemie beendet, alles gut ...

Doch so wird es wohl kaum laufen, denn die Indus-trie hat da noch das eine oder andere Fläschchen im Schrank. Es wird sich außerdem kaum verheimlichen lassen, was im »2-G«-Club in Münster passiert ist, zu-dem wird es immer mehr Geimpfte in den Hospitälern geben. Es ist daher gar nicht so unwahrscheinlich, dass der Reigen wieder von vorn beginnt und wieder eine Testpflicht für Geimpfte eingeführt wird. Dies allerdings könnte zu einem endgültigen Vertrauensbruch hinsicht-lich Sinn und Glaubwürdigkeit aller Maßnahmen füh-ren. Wenn Geimpfte erst einmal verstanden haben, dass ihr Status trotz des eingegangenen Risikos nicht den ge-ringsten Wert hat, könnte schlussendlich das ganze Nar-rativ kippen. Wie die Politik aus dieser Zwickmühle ent-kommen will, bleibt also spannend.

Hetzjagd

»Nie wieder Faschismus« ist zweifellos ein wichtiger Slogan, der bei vielen Menschen dennoch doppelt fal-sche Assoziationen weckt. Bereits in *Die Wiedergut-macher* habe ich darauf hingewiesen: Faschistoide

Mechanismen sind weder historisch noch an politische Richtungsangaben gekoppelt. Faschismus ist ohne die innerpsychische Not gewisser Charaktere sich selbst *aufwerten* und andere Menschen *abwerten* zu müssen, kaum verständlich:

>»*Faschistoide Handlungsmuster stets ›dort draußen bei den anderen‹ und am besten nur politisch und rechts zu verorten ist überaus naiv und wird dem Problem nicht im Mindesten gerecht. Faschismus im tiefenpsychologischen Sinn ist keine Ideologie, die man ein für alle Mal ausrotten könnte oder der mit politischer Aufklärung beizukommen wäre. Faschismus entsteht in sozialen Gruppen immer wieder neu und wie von selbst, wenn mangelhaft individuierte, ängstliche, unerwachsene Persönlichkeiten Halt in festen Strukturen suchen und zu projizieren anfangen. Deshalb gibt es jüdische, hinduistische, christliche und muslimische Faschisten. Zudem gibt es natürlich politisch rechte und linke Faschisten, nicht zu vergessen ökologische Faschisten usw. Nach Fromm zeigen sich faschistoide Verhaltensmuster aus Angst und Überforderung von Freiheit. Autoritäre Persönlichkeiten sind von ihrem Über-Ich dominiert und gehen konform mit ihrer sozialen Gruppe. Abweichungen werden abgelehnt oder gar verfolgt, Individualismus und liberale Einstellungen lösen hingegen Ängste aus.*«[87]

---

87 Raymond Unger, *Die Wiedergutmacher*, S. 242, Europa Verlag 2018

Auf die derzeit faschistoiden Tendenzen im Zusammenhang mit den Corona-Maßnahmen hinzuweisen, führt immer wieder zu dem Missverständnis, man wolle die jetzigen Verhältnisse mit dem NS-Staat von 1933 bis 1945 *gleichsetzen*. Doch darum geht es überhaupt nicht. Nicht vor den hoffähig gewordenen, faschistischen Untertönen zu warnen, nur um dieses Missverständnis zu vermeiden, wäre fatal. Denn was man derzeit von vielen politischen Mandatsträgern hört, erfüllt diesbezüglich alle Kriterien. Die große Krux bei dem Thema: Immer wenn sich Individuen, die Erich Fromm »autoritäre Charaktere« genannt hat, aufgrund von kollektiven Angsterzählungen zusammenschließen, um gemeinsam gegen das »Böse« vorzugehen, wird diese In-Group für den eigenen Faschismus blind. Man selbst gehört zweifellos zu den Guten, die nur Gutes wollen, wenn da nur nicht die anderen »Bösen« wären. Anders gesagt: Faschisten sind immer nur die anderen … In der ersten Reihe politischer Mandatsträger, die gegen »Corona-Leugner« und Ungeimpfte polemisieren, steht der Bayrische Ministerpräsident Markus Söder:

»*In Richtung der ›Querdenker‹ und Corona-Leugner sagte er: ›Sie bringen echt Unheil.‹ So etwa, wer trotz der schockierenden Todeszahlen weiterhin die Gefahr durch Corona leugne und Hetze und Lügen verbreite. Diese ›absurden und kruden Ideen‹ klingen laut Söder zwar auf den ersten Blick irrwitzig, seien aber alles andere als komisch. Denn ›dauerhafte Lügen führen zu einer Parallel- und Scheinwelt‹ und langfristig zu ›radikaler Intoleranz‹. […] Wer sich zu dieser Gruppe zähle, müsse wissen, dass er ›unter besonderer Beobachtung des Staats- und Verfassungsschutzes‹ stehe, so Söder. ›Die Beteiligten müssen wissen, wir werden sie im Auge behalten und ihre Versuche, das geistige Klima zu vergiften, nicht akzeptieren.‹«*[88]

»*Es gibt keinen Anlass, Markus Söder in die Nähe von Antisemitismus oder Rassismus zu rücken. Sein Werdegang legt vielmehr die Vermutung nahe, dass Ideologien ihm ganz grundsätzlich zuwider sind. […] Ebenso wahrscheinlich ist es, dass er bewusst handelt, wenn er sich eindeutig faschistischer Formulierungen und Inszenierungen bedient; wenn er mit bayerischem Wappen in seinem Maskengesicht von der ›Pandemie der Ungeimpften‹ spricht. Maßgeblich für die Einordnung solchen Handelns als faschistisch sind nicht die jeweiligen Kriterien der Ausgrenzung und Abwertung bestimmter Menschengruppen, sondern allein die Art des Vorgehens. Entsprechend könnten auch die ethisch wertvollsten Anliegen in faschistischer Weise verfolgt werden. In gleicher Weise wie Markus Söder handelt die Vorsitzende des sogenannten Ethikrates Alena Buyx, wenn sie medienwirksam urteilt: ›Wer sich nicht impfen lässt, steht außerhalb unserer Gemeinschaft‹, oder der ehemalige Vorsitzende der Bundesärztekammer Frank Ulrich Montgomery,*

---

88 *Merkur,* »Söder und die Corona-›Querdenker‹: Ministerpräsident mit Kampfansage – ›Sie bringen echt Unheil‹«, 09.01.2021

*der einen Impfzwang fordert, weil sich zu viele Un-
vernünftige der Spritze ›entziehen‹ würden. Es sind
Appelle an die Aggression einer aufgebrachten ›Gemeinschaft‹ der vermeintlich Vernünftigen, die sich in
›selbstreinigender‹ Weise gegen die Minderheit derer
richten soll, die eine konstruierte kollektive Gesundheit angeblich gefährden. Zum Faschismus werden
sie durch implizite Unterstellung, dass die auszugren-
zende Minderheit in böser Absicht handele oder den
angeblichen Schaden für die Allgemeinheit zumindest
aus Egoismus billigend in Kauf nehme.«*[89]

Doch wo Söder recht hat, hat er recht: Dauerhafte Lügen
führen zu einer Parallel- und Scheinwelt und zu radikaler
Intoleranz. In meinen vorangegangenen Büchern habe
ich die für derartige Töne empfänglichen autoritären
Charaktere skizziert. Es gibt Menschen, die seit Jahren
sehnsüchtig darauf warten, die gegen sich selbst gerich-
teten inneren Stimmen endlich nach außen ableiten zu
dürfen. Wie die letzten achtzehn Monate gezeigt haben,
liege ich mit meinen Vermutungen richtig, dass es tatsächlich viele Menschen mit diesem Psychogramm gibt.
Dabei steht Söder mit seinen brandgefährlichen Aussagen keineswegs allein da. Rainer Stinner, ehemaliger
Bundestagsabgeordneter und Ex-Vorsitzender der Mün-
chener FDP, stößt in das gleiche Horn:

---

89 Reitschuster.de, »Es ist faschistischer Geist, in dem Merkel und Söder
handeln«, Paul Brandenburg, 26.08.2021

»Kein Impfgegner wird wie ein Staatsfeind behandelt. Er darf nur, hoffentlich bald, nicht mehr unter die Leute gehen, weil er ein gefährlicher Sozialschädling ist. Aber er hat die Freiheit, sich nicht impfen zu lassen. Aber er hat nicht die Freiheit, mich zu gefährden.«[90]

Vom »Sozialschädling« zum »Volksschädling« ist es semantisch nicht sehr weit. Doch selbst Altbundespräsident Joachim Gauck lässt sich nicht lumpen und gießt seinerseits noch ein kleines Tässchen giftiges Öl ins soziale Feuer. Für ihn sind Impfgegner schlichtweg »Bekloppte«[91]. Wenn es im deutschen Politik- und Medienbetrieb zur Normalität gehört, Millionen Menschen mit einer abweichenden Meinung zum Regierungskurs als Sozialschädlinge, Gefährder und Bekloppte zu bezeichnen, muss man sich nicht wundern, was die Volksstimme daraus macht. Vortraumatisierte, narzisstische Persönlichkeiten lassen sich nach einer derartigen Waffenfreigabe durch führende Politiker nicht zweimal bitten. Der Psychologe und Politikwissenschaftler Dr. Alexander Meschnig hat sich einige Stimmen des auf diese Weise entfachten Volkszorns näher angesehen:

»Wer solche Leute kennt, bitte einen kompletten Boykott. Privat und geschäftlich. Keine Worte mit denen wechseln, nicht einstellen oder in der Firma behalten, nicht in deren Geschäfte gehen, für die

90 Rainer Stinner, Facebook Post, inzwischen gelöscht
91 *Bild*, »Gauck nennt Impfgegner ›Bekloppte‹«, 11.09.2021

arbeiten oder die als Kunden akzeptieren. Und die Leute aufklären, was für ein Kaliber Mensch das ist. Diese Leute müssen an den Rand der Gesellschaft getrieben werden und darüber hinaus. Die könnten genauso gut ISIS sein. Ich weiß, das Wort Lager hat in diesem Zusammenhang eine negative Konnotation, aber so etwas in der Art brauchen wir, damit diese Impfverweigerer uns und sich nicht weiter gefährden. Diese ganzen Querdenker sollte man alle wegsperren. Ich wäre für Konzentrationslager, da wären sie unter sich!! Denen sollte man die Kinder wegnehmen und arbeiten sollten die auch nicht dürfen.

Die ganzen Vollidioten, die glauben, die Regierung und die Medien würden uns manipulieren. Ich hoffe, diese Leute verlieren ihre Jobs und das System lässt diese Leute elendig im Lager oder wo auch immer verrecken. Verstehen diese Menschen nicht, SIE sind das Problem, weshalb wir so eine Krise haben.

Wenn wir ab Herbst wieder in den Lockdown gehen müssen, wegen diesen unmoralischen und unsolidarischen Querdenker*innen, dann muss ich wirklich über meinen Schatten springen und sagen, dass dieses Ungeziefer (Querdenker sind keine Menschen) in Konzentrationslagern wie Auschwitz abgetötet werden sollen mitsamt dem Virus, weil diese ekelhafte Brut uns Geimpfte massiv gefährden. Nur ein toter Querdenker ist ein guter Querdenker.«[92]

92 Achgut.com, »Corona als Massenpsychose«, Alexander Meschnig, 28.08.2021

Alexander Meschnig hat mit Titeln wie *» Uns kriegt ihr nicht: Wie jüdische Kinder versteckt überlebten«* (Piper 2013), viel über die psychosozialen Mechanismen des Nationalsozialismus geschrieben. In einem persönlichen Gespräch erklärt mir Meschnig, dass er es manchmal kaum glauben könne, sämtliche faschistoiden Mechanismen, über die er aus Sicht eines Politologen und Historikers viele Jahre betrachtend geschrieben hat, plötzlich live und in Farbe miterleben zu müssen. Unter den Ereignissen von Corona veröffentlicht Meschnig lesenswerte Essays, um die fatale politische Entwicklung zu protokollieren. Seine psychologische Analyse der Hintergründe deckt sich dabei mit vielen meiner vorangegangenen Publikationen zum Thema Konformismus und Willfährigkeit:

» Aber Angst allein erklärt nicht den geradezu pathologischen Hass auf sogenannte Querdenker und Ungeimpfte. Wir haben es hier mit dem klassischen Fall einer Projektion zu tun. Dieser Begriff bezeichnet in der Psychoanalyse einen verbreiteten Abwehrmechanismus. Projektion bedeutet das Übertragen und Verlagern eines innerpsychischen Konfliktes durch eigene Wünsche und Emotionen, die im Widerspruch zu gesellschaftlichen Normen stehen, auf andere Personen oder Gruppen. Damit wird vermieden, sich mit den abgewehrten Inhalten bei sich selbst auseinandersetzen zu müssen. Der Projizierende überträgt also unerwünschte Eigenschaften und Wünsche auf andere, um sich selbst von diesen distanzieren zu können.

Die Wut und die Aggression entstehen dadurch, dass ein anderer sich nicht versagt, was ich mir verbiete. Der Reisefreudige, der Partymacher, der Glühweintrinker, der Restaurantgeher – sie alle sind der unmittelbare Beweis dafür, dass ein verdammenswerter Egoismus herrscht, der uns alle gefährdet. Mit der Projektion meiner eigenen uneingestandenen Wünsche und Unsicherheiten auf andere wird eine Bewältigung der negativen Anteile der eigenen Persönlichkeit möglich. Der Abwehrmechanismus findet auch stets Schuldige: ›die Juden, die Kapitalisten, die Ungeimpften usw.‹ tragen Schuld an meinem/unserem Unglück. Diese massenpsychologische Disposition hat historisch nicht nur zu sozialen Konflikten, sondern häufig zur Verfolgung von Minderheiten bis hin zu Kriegen geführt. Neben dem psychischen Mechanismus der Projektion kommt aktuell die enttäuschte Erlösungshoffnung einer mRNA-Impfung hinzu, die offensichtlich nicht die in sie gesetzten Erwartungen erfüllt und kein Ende der Maßnahmen bedeutet. Das von der Regierung gegebene Versprechen der ›Spritze als Erlösung‹ ist nun gebrochen worden. Die sog. epidemische Notlage wird, trotz der Durchimpfung von über der Hälfte der Bevölkerung, wohl weiter auf unbestimmte Zeit verlängert. Ein Ende ist nicht absehbar. Für das falsche Versprechen der angeordneten Massenimpfungen, als solidarischer Akt eingeführt (Spahn sprach sogar von einem ›patriotischen Akt‹), ist nun eine Menschengruppe identifiziert worden, die die Verantwortung für das Scheitern trägt:

Ungeimpfte. Sie allein verhindern den ›Endsieg‹ über das Virus und den Rückweg in eine Normalität, die die politische Elite doch versprochen hatte.«[93]

93 Achgut.com, »Corona als Massenpsychose«, Alexander Meschnig, 28.08.2021

KAPITEL 4

DIE MEDIEN

Meinungsschlacht

>*Es gab eine unheilige Allianz aus Wissenschaftlern, Medien und Politik. Einige Wissenschaftler deklarierten, was Wissenschaft ist – nämlich nur ihre jeweilige Position. Medien sorgten für die nötige Reichweite, indem sie Gegenpositionen als unwissenschaftlich und gefährlich abqualifizierten. Das hatten schließlich die von ihnen zitierten Wissenschaftler so gesagt. Die Politik wiederum legitimierte ihre Entscheidungen mit den Einschätzungen jener Wissenschaftler, die das sagten, was die Politik aus unerfindlichen Gründen hören wollte: Dramatisierung anstatt Entdramatisierung.*<*[94]*

Unter den von Alexander Meschnig beschriebenen Mechanismen der kollektiven Projektion wird es immer schwieriger, einen Weg zurück zu Sachlichkeit und Aufklärung zu finden. Kaum ein etablierter Journalist macht sich inzwischen noch die Mühe, die Ergebnisse der aktuellen Corona-Forschung zu sichten. Die krasse Schadens-

---

94 *Welt,* »Der Fall Schrappe«, Frank Lübberding, 29.06.2021

bilanz, die ich im ersten Kapitel dieses Buches beschrieben habe, ist den meisten Redakteuren entweder unbekannt oder egal. Stoisch plappert man das seit Monaten bekannte Framing der Lobby-Experten nach:

› *Geimpfte sind gut für die Gemeinschaft, denn sie erhalten sich und andere gesund.*
› *Ohne Impfung ist man eine Gefahr für das Kollektiv und schadet sich und anderen.*

Und während der Journalist Gabor Steingart im *Focus* bekennt, beim Bahnfahren Angst vor den »Rachenbrutstätten« der Ungeimpften zu haben, wünscht sich sein Kollege Nikolaus Blome in *Der Spiegel*, dass die gesamte Republik mit dem Finger auf ungeimpfte Bürger zeigt. Steingarts Artikel »*Mangelnde Impfbereitschaft – Spahn hat geliefert, jetzt sind wir dran*« zeigt exemplarisch, wie unkritischer Mainstream-Journalismus geht:

> *»Eine große Koalition aus Gleichgültigen und Besorgten hat sich gebildet, die zusammen mit den Tollkühnen bereit ist, alles zu riskieren – zur Not eben auch das eigene Leben. Sie legen sich mutwillig mit dem Schicksal an. Ein Schicksal, das mittlerweile über 90 000 Menschen in Deutschland und über vier Millionen weltweit dahingerafft hat. Die massenhafte Impfverweigerung ist nicht nur persönlich tragisch. Sie berührt auch den Kern unseres Freiheitsbegriffs, wonach die Freiheit des Einzelnen ihre Grenzen in der Freiheit des anderen, des Fremden und des*

Freundes, findet. Das eben ist die zentrale Frage: Respektieren wir die Entscheidung des Impfverweigerers auch dann, wenn sie das Wohl und das Wehe und damit auch die Würde des Nächsten gefährdet? Denn das tut sie nach allem, was wir heute wissen. Der Verweigerer bietet in seinem Rachen dem Virus eine Brutstätte, die auch für andere, und sogar für den bereits Geimpften, ziemlich ungesund sein kann. Im Flugzeug und in der S-Bahn möchte ich diese Zeitgenossen nur ungern hüstelnd neben mir sitzen sehen.«[95]

Auch der Ressortleiter des Feuilletons der *Welt*, Andreas Rosenfelder, glaubt zu wissen, dass jetzt, wo sich immer mehr Menschen impfen lassen, alles gut wird:

»Für die allermeisten Menschen ist Corona jetzt, wo die Risikogruppen weitgehend geimpft sind, nur noch ein Schnupfen: Kratzen im Hals, eine laufende Nase, Kopfschmerzen und gelegentlich Fieber sind die von britischen Experten vermeldeten Delta-Hauptsymptome. Das Massensterben der Alten, der Zusammenbruch des Gesundheitssystems – diese Gefahren, deren Abwehr das Ziel der historisch beispiellosen Lockdown-Maßnahmen war, sind abgewendet. Jeder, der will, kann sich durch Impfung vor schweren Verläufen schützen.«[96]

---

95 *Focus*, »Mangelnde Impfbereitschaft – Spahn hat geliefert, jetzt sind wir dran«, Gabor Steingart, 28.07.2021
96 *Welt*, »Die Pandemie in den Köpfen«, Andreas Rosenfelder, 22.07.2021

Jeder, der will, kann sich durch Impfung vor schweren Verläufen schützen? Unter derart naivem Dauerfeuer der Mainstream-Medien können die Widersprüche zur Impfung noch so groß sein, eine Mehrzahl schluckt offenbar jede noch so krasse Ungereimtheit. Informierte Bürger reagieren in den sozialen Medien mit Humor und Zynismus, müssen dafür aber umgehend mit Zensur rechnen:

> *»Zum ersten Mal in der Geschichte kann man eine Krankheit, die man nicht hat, an jemanden übertragen, der dagegen geimpft ist.« (Netzfund)*
> *»Ich bin mir nicht sicher, ob eine Person, die sich dreimal im Jahr gegen ein saisonales Erkältungsvirus mit 99,8 % Überlebensrate einen experimentellen Impfstoff injizieren lässt, in der Position ist, andere als Idioten zu bezeichnen. Ich weiß es nicht. #Impfverweigerer«*[97]

Unmittelbar nachdem der User »EDDY« obigen Tweet abgesetzt hat, reagiert Twitter mit Zensur. Der Tweet wird gekennzeichnet und geblockt mit dem Hinweis: *»Irreführend! Lass dir erklären, warum Gesundheitsbehörden eine Impfung für die meisten Menschen empfehlen. Dieser Tweet kann nicht beantwortet, geteilt oder mit ›Gefällt mir‹ markiert werden.«* Doch abgesehen von der Meinungsschlacht im Internet werden auch die etablierten Medien immer dünnhäutiger. Seitdem die Misserfolge der Impfung so offen

---

97 Twitter, EDDY, @Eddy_Bernayz, Tweet vom 11.08.2021

zu Tage treten, brodelt es gewaltig im Blätterwald. Doch in den Redaktionen wird gelitten, man windet sich wie ein Aal, erfindet neue Wortkreationen, spricht beharrlich von »seltenen Impfdurchbrüchen« und verbiegt die seit einem Jahr wiedergekäuten Parolen zum Impfschutz, damit sie irgendwie doch noch zur Realität passen. Tapfer weigert man sich, eins und eins zusammenzuzählen, wenigstes zweieinhalb sollen dabei herauskommen. Dabei ist die Lage in den Impfländern überdeutlich und sehr einfach zu verstehen: *Massenimpfungen machen viele Menschen krank.*

Doch der in der Regel regierungsfreundliche Journalist von heute biegt sich die missliche Lage schon irgendwie zurecht. Einerseits kommt man natürlich nicht umhin, die ganze Misere zuzugeben. Trotzdem findet man immer wieder ein Schlupfloch für das erwünschte Ergebnis »zweieinhalb«, denn es kann nicht sein, was nicht sein darf. So sieht sich *Der Spiegel* gezwungen, in seinem Artikel mit dem Titel »*Viruslast von Geimpften genauso hoch wie von Ungeimpften*« den unschönen Kontakt mit der Realität zuzulassen. Natürlich nur, um danach mit kruden Erklärungsmodellen für diese Ungeheuerlichkeit aufzuwarten. Schuld daran sei die *Delta-Variante,* die sich mit der Impfung irgendwie nicht so recht in Griff bekommen lässt. Interessanterweise behaupten andere Blätter das strikte Gegenteil. Hier kann man immer wieder die Beteuerungen lesen, die Impfung wirke selbstverständlich hervorragend, auch gegen *Delta.* So muss *Der Spiegel* zugeben, »*trotz vollständiger Impfung können sich Menschen mit dem Coronavirus infizieren und das*

Virus weitergeben«, jedoch nur, um sofort den Satz nachzuschieben, *»solche Impfdurchbrüche sind sehr selten«.* Wie man sich mit dem Blick auf Israel allen Ernstes noch ein »sehr selten« abquälen kann, bleibt mir ein Rätsel. Dort beträgt der Anteil Geimpfter in den Krankenhäusern immerhin 60 %. Der Artikel schließt dann brav mit den ständig wiederholten Slogans der Industrie, die inzwischen vermutlich jeder Bürger auswendig kann:

> *»Die Impfstoffe schützen jedoch weiterhin sehr zuverlässig vor schweren Verläufen mit Krankenhausaufenthalt und tödlichen Verläufen. Dennoch bedeuten die Beobachtungen, dass auch Geimpfte weiterhin vorsichtig sein müssen, gerade wenn sie auf Ungeimpfte treffen.«*[98]

Den eigentlichen Skandal, dass kein einziger der experimentellen Corona-Impfstoffe gegen Corona-Wildvarianten immunisieren kann, was angesichts der hohen Mutationsraten auch gar nicht anders zu erwarten war, hat inzwischen wohl auch der gutgläubigste Bürger mitbekommen. Der Löwenanteil der Impfwilligen gibt deshalb auch offen zu, dass es nur noch um die Rückgewinnung von Freiheiten geht und schon längst nicht mehr um den persönlichen Gesundheitsschutz.

Getreu dem Motto »Marketing ist alles«, verteilt die Industrie in einer Luftnummer trotzdem noch drei

---

98 *Der Spiegel,* »Viruslast von Geimpften genauso hoch wie von Ungeimpften«, 06.08.2021

virtuelle Geschenke, die schlichtweg keine sind: Impfungen würden vor »schweren Verläufen«, »längeren Krankenhausaufenthalten« und dem »Tod« schützen. Und tun sie das ausnahmsweise nicht, sind natürlich die Ungeimpften schuld …

In Wirklichkeit sind die drei goldenen Argumente pro Impfung Gratisgaben der Natur: Auch ohne Impfung müssen 99,8 % der Erwachsenen und 99,99 % der Kinder weder schwere Verläufe noch Krankenhausaufenthalte oder den Tod fürchten. Dass *Der Spiegel* die Werbeslogans der Pharmaindustrie wortgleich wiederholt, wird seitens Politik und Industrie vermutlich mit Wohlwollen betrachtet. Wer sich aus der medial verursachten Angststarre lösen konnte und sich stattdessen ein wenig mit ganzheitlichen Gesundheitsfragen beschäftigt, wird schnell herausfinden, dass man die drei Versprechen der Industrie gratis und auf natürlichem Wege am besten erreicht.

Was man bezüglich der Prävention von Infektionskrankheiten nicht oft genug wiederholen kann, ist die ausreichende Versorgung mit den Vitaminen C, D3 und K2. Zudem ist es in der Debatte völlig untergegangen, dass dem wirklich informierten Arzt im Fall eines seltenen, schweren Verlaufs durchaus wirksame Off-Label-Medikamente zur Verfügung stehen.

Anfang September 2021 wurden die fatalen Impfmisserfolge jedenfalls so unübersehbar, dass die Industrie den Journalisten in ihrem Ringen um krude Erklärungsmodelle zur Seite sprang. Erste »Studien« stellten fest, dass alles okay ist mit den Impfstoffen und dass diese, ungeachtet der vielen Toten unter den Geimpften, bestens wirken … Dem neuen Framing vorrausgegangen war die Peinlichkeit, dass ausgerechnet der »Impf-Weltmeister« Israel trotz Massenimpfung so hohe Inzidenzzahlen aufwies, dass sich die EU zur Wiedereinführung von Einreisebeschränkungen genötigt sah. Das Problem sei aber lediglich ein statistisches Missverständnis, ein natürlicher Prozess, eine optische Täuschung sozusagen, auf die man als Laie schnell hereinfallen könne. Das Phänomen hat sogar einen eigenen Namen: das »Simpson-Paradoxon«:

> »Der hohe Anteil an Geimpften in israelischen Krankenhäusern ist ›eine natürliche Folge, wenn man den am meisten gefährdeten Menschen Vorrang bei der Impfung einräumt. Geimpfte Personen werden dann unverhältnismäßig stark aus der gefährdeten Bevölkerung stammen‹, erklärt der US-Mathematiker Jordan Ellenberg in einem Gastbeitrag für die ›Washington Post‹.«[99]

Auch der *MDR* stellt in dem Artikel »Warum sterben doppelt Geimpfte an der Delta-Variante?« erst die bange Frage:

> »Der aktuelle Report (Nr. 18 vom 9. Juli 2021) führt auf Seite 17 auf, dass insgesamt 257 Patienten an

---

99 Web.de, »Absturz des Impf-Weltmeisters? Warum der Anteil der Geimpften in Israels Kliniken so hoch ist«, Marco Fieber, 02.09.2021

einer Infektion mit Delta gestorben sind, innerhalb von 28 Tagen nach einem positiven Corona-Test. Von den Verstorbenen waren 118 vor der Infektion vollständig geimpft worden, dagegen hatten 92 noch keine Impfung erhalten. Heißt das etwa, dass eine Impfung das Sterberisiko sogar erhöht, denn es sind ja mehr doppelt Geimpfte gestorben als Ungeimpfte?«

Um sogleich den Bürger zu beruhigen:

»Unter denjenigen, die ihre Impfung zuerst erhalten haben, waren aber viele Personen mit Risikofaktoren, wie Vorerkrankungen, ein hohes Alter oder sogenannte Immunsupprimierte. Das sind Menschen, die Medikamente zur Abschwächung ihres Immunsystems nehmen, weil sie zum Beispiel eine Organspende bekommen haben und die Medikamente verhindern, dass das Immunsystem das fremde Organ wieder abstößt. Für all diese Gruppen gilt: Das Immunsystem ist geschwächt und reagiert deshalb auch weniger stark auf den Impfstoff. Die Impfung wirkt nicht so gut bei diesen Gruppen, und sie ist auch bereits ein paar Monate her.«[100]

Fazit: Es ist alles in bester Ordnung, gehen Sie bitte weiter, hier gibt es nichts zu sehen … Dass nun ausgerechnet die Entschuldigung für die Nicht-Wirkung der Impf-

---

100 *MDR*, »Warum sterben doppelt Geimpfte an der Delta-Variante?«, Clemens Haug, 19.08.2021

stoffe mit derselben Erklärung aufwartet, die Corona-Kritiker seit Monaten gegen die Maßnahmen einwenden, ist an Ironie und Zynismus kaum noch zu überbieten: *An Corona sterben vorwiegend sehr alte und sehr kranke Menschen, auch wenn sie geimpft sind. Alles kein Grund zur Sorge ...*

Lähmender Konsens

Die Einseitigkeit der Positionierung vieler Printmedien erfährt durch die öffentlich-rechtlichen Sender kaum einen Ausgleich, im Gegenteil. Gerade hier sind nur wenig kritische Stimmen zur Corona-Politik der Regierung zu vernehmen. Wenn sich ausgerechnet ein Redakteur der *ARD* und des *Südwestrundfunks* in einem offenen Brief über die Unausgewogenheit der Berichterstattung seines Arbeitgebers echauffiert, kann man von lange aufgestautem Frust ausgehen. Ole Skambraks, Jahrgang 1979, startet seinen Artikel dann auch mit einem Bekenntnis: *»Ich kann nicht mehr«*. Was sich Skambraks von der Seele schreibt, wird über Nacht zum meistgelesenen Beitrag des Onlinemagazins *Multipolar*, mit 500 000 Aufrufen an einem Tag. Die Einblicke in die Arbeit der öffentlich-rechtlichen Sender seit Corona sind offenbar von größerem Interesse. Endlich spricht ein Insider aus, was viele Bürger geahnt hatten:

> *»Ich kann nicht mehr schweigen. Ich kann nicht mehr wortlos hinnehmen, was seit nunmehr anderthalb Jahren bei meinem Arbeitgeber, dem öffentlich-*

rechtlichen Rundfunk passiert. In den Statuten und Medienstaatsverträgen sind Dinge wie ›Ausgewogenheit‹, ›gesellschaftlicher Zusammenhalt‹ und ›Diversität‹ in der Berichterstattung verankert. Praktiziert wird das genaue Gegenteil. Einen wahrhaftigen Diskurs und Austausch, in dem sich alle Teile der Gesellschaft wiederfinden, gibt es nicht. [...] Wissenschaftlerinnen und Experten, die in der Zeit vor Corona respektiert und angesehen waren, denen Raum im öffentlichen Diskurs gegeben wurde, sind plötzlich Spinner, Aluhutträger oder Covidioten. Als vielzitiertes Beispiel sei hier auf Wolfgang Wodarg verwiesen. Er ist mehrfacher Facharzt, Epidemiologe und langjähriger Gesundheitspolitiker. Bis zur Corona-Krise war er zudem im Vorstand von Transparency International. 2010 hat er als Vorsitzender des Gesundheitsausschusses im Europarat den Einfluss der Pharmaindustrie bei der Schweinegrippe-Pandemie aufgedeckt. Damals konnte er seine Meinung im öffentlich-rechtlichen Rundfunk persönlich vertreten, seit Corona geht das nicht mehr. An seine Stelle sind sogenannte Faktenchecker getreten, die ihn diskreditieren.«[101]

Skambraks spricht dann vom allseits »lähmenden Konsens« der öffentlich-rechtlichen Sender, der eine große wissenschaftliche Einigkeit proklamiert, die es in Wirk-

---

101 multipolar-magazin.de, »Ich kann nicht mehr«, Ole Skambraks, 05.10.2021

lichkeit gar nicht gibt. Das Ergebnis dieser Täuschung sei eine ungeahnte Spaltung der Gesellschaft, woran die öffentlich-rechtlichen Medien großen Anteil hätten. Kritiker der Maßnahmen würden zu Unrecht als kleine Minderheit dargestellt, der man keine allzu große Beachtung schenken dürfe. Der Redakteur formuliert schließlich »offene Fragen«, denen unbedingt nachgegangen werden müsse, sofern die öffentlich-rechtlichen Sender ihrem Auftrag gerecht werden wollten. Wer das angstfreie, selbstständige Denken seit Corona nicht verlernt hat, wird sich diese oder ähnliche Fragen wahrscheinlich auch schon gestellt haben:

> »[...] Warum steht im neuen Infektionsschutzgesetz, dass das Grundrecht der körperlichen Unversehrtheit und die Unverletzlichkeit der Wohnung fortan eingeschränkt werden kann – auch unabhängig von einer epidemischen Lage?
> Warum müssen sich Menschen, die bereits Covid-19 hatten, nochmal impfen, obwohl sie mindestens genauso gut geschützt sind, wie geimpfte Menschen?
> Warum wird über das ›Event 201‹ und die globalen Pandemieübungen im Vorfeld der Ausbreitung von SARS-CoV-2 nicht oder nur in Verbindung mit Verschwörungsmythen gesprochen?
> Warum wurde das den Medien bekannte, interne Papier aus dem Bundesinnenministerium nicht in Gänze veröffentlicht – und in der Öffentlichkeit diskutiert, in dem gefordert wurde, dass Behörden eine ›Schockwirkung‹ erzielen müssten, um

Auswirkungen der Corona-Pandemie auf die menschliche Gesellschaft zu verdeutlichen?

› *Warum schafft es die Studie von Prof. Ioannidis zur Überlebensrate (99,41 % bei unter 70-Jährigen) in keine Headline, die fatal falschen Hochrechnungen des Imperial College aber schon (Neil Fergusson prophezeite im Frühjahr 2020 eine halbe Million Coronatote in Großbritannien und über 2 Millionen in den USA.)?*

› *Warum steht in einem Gutachten, erstellt für das Bundesgesundheitsministerium, dass die Auslastung der Krankenhäuser im Jahr 2020 durch Covid-19-Patienten nur 2% betragen hat?*

› *Warum hat Bremen mit Abstand die höchste Inzidenz (113 am 4.10.21) und gleichzeitig mit Abstand die höchste Impfquote in Deutschland (79%)?*

› *Warum sind Zahlungen von 4 Millionen Euro eingegangen auf einem Familienkonto der EU-Gesundheitskommissarin Stella Kyriakides, die verantwortlich war für das Abschließen der ersten EU-Impfstoffverträge mit den Pharmakonzernen?*

› *Warum werden Menschen mit schweren Impfnebenwirkungen nicht im gleichen Maß portraitiert wie 2020 Menschen mit schweren Covid-19-Verläufen?*

› *Warum stört niemanden die unsaubere Zählweise bei ›Impfdurchbrüchen‹?*

› *Warum melden die Niederlande deutlich mehr Nebenwirkungen der Covid-19-Impfstoffe als andere Länder?*

› *Warum hat sich die Wirksamkeitsbeschreibung der*

Covid-19-Impfstoffe auf der Seite des Paul-Ehrlich-Instituts in den letzten Wochen dreimal geändert? ›COVID-19-Impfstoffe schützen vor Infektionen mit dem SARS-CoV-2 Virus.‹ (15. August 2021) ›COVID-19-Impfstoffe schützen vor einem schweren Verlauf einer Infektion mit dem SARS-CoV-2 Virus.‹ (7. September 2021) ›COVID-19-Impfstoffe sind indiziert zur aktiven Immunisierung zur Vorbeugung der durch das SARS-CoV-2-Virus verursachten COVID-19-Erkrankung.‹ (27. September 2021) [...] Lange Zeit konnte ich mit Stolz und Freude sagen, dass ich beim öffentlich-rechtlichen Rundfunk arbeite. Viele herausragende Recherchen, Formate und Inhalte kommen von ARD, ZDF und dem Deutschlandradio. Die Qualitätsstandards sind extrem hoch, und tausende Mitarbeiterinnen und Mitarbeiter leisten auch unter erhöhtem Kostendruck und Sparvorgaben hervorragende Arbeit. Doch bei Corona ist etwas schiefgelaufen. Plötzlich nehme ich einen Tunnelblick und Scheuklappen wahr und einen vermeintlichen Konsens, der nicht mehr hinterfragt wird. [...]«[102]

Aus meiner Sicht beschreibt Skambraks sein persönliches Erwachen aus der »Propaganda Matrix«[103] und die damit einhergehende große Ent-Täuschung im reinen Wortsinne. Seine Verwunderung darüber, dass doch eben

102 multipolar-magazin.de, »Ich kann nicht mehr«, Ole Skambraks, 05.10.2021, (Quellen im Originalartikel)
103 Nach gleichnamigem Buch »Die Propaganda Matrix«, Michael Meyen, Rubikon 2021

noch alles okay gewesen sei und erst nach Corona habe sich plötzlich alles verändert, verstellt den Blick auf die wahre Dimension des Geschehens. Ich bezweifle sehr, dass die »herausragenden Recherchen« und »hohen Qualitätsstandards« vor Corona stets und zuverlässig die »objektive Realität« anderer Politikfelder abgebildet haben. Jeder kritische und wirklich erwachsene Mensch hat bezüglich dieses Zweifels seinen ganz persönlichen »Aufwachpunkt«. Hierbei führt der Abgleich zwischen persönlicher Wahrnehmung und medial vermittelter Wirklichkeit zu einer so großen Überdehnung, dass das Tuch zum gesellschaftlichen Konsens »der Wahrheit« zerreißt.

Persönlich hatte ich dieses Erleben im Jahr 2015, im Zuge der sogenannten Flüchtlingskrise. Wie ich später noch ausführen werde, hat die Infragestellung der durch die Massenmedien vermittelten Konsenswirklichkeit einen hohen Preis. Aus diesem Grund werden diesbezügliche, kognitive Dissonanzen lange verleugnet.

Nicht ohne Grund beginnt mein Buch *Vom Verlust der Freiheit* daher mit einem Kapitel über Medienkompetenz. Was wir für den legitimen Diskursraum halten, fällt nicht vom Himmel, sondern wird durch ein permanentes Hintergrundrauschen seitens der Massenmedien aktiv erzeugt. Diese so erzeugte Wirklichkeit sei ebenso real *»wie ein Baum, den wir im Wald umarmen können«*, erklärt der Kommunikationswissenschaftler Prof. Dr. Michael Meyen. So real wie ein Baum deshalb, weil wir, egal ob wir dieser künstlich erzeugten Realität persönlichen Glauben schenken, immer damit rechnen müssen, dass *andere* das Medienrauschen internalisiert haben. Wir leben in sozialen Zusammenhängen, und sobald eine Gedankenform kollektiv zündet, können wir nicht einfach so tun, als gäbe es diese soziale Realität nicht. Wer ohne Maske in die Bahn steigt, wird nicht weit kommen. Wer die neue Grußformel »*Bleiben sie gesund!*« nicht erwidert, wirkt unhöflich oder verdächtig. Wer fremden Menschen bei der Begrüßung versucht die Hand zu geben, wirkt ignorant und asozial. Es spielt keine Rolle, ob wir derartige Verhaltensregeln für sinnvoll halten – die soziale Normierung durch die Massenmedien hat einen Baum gepflanzt, durch den wir nicht ungestraft hindurchgehen können. Doch bei der Rücksichtnahme auf die Bäume des Mainstreams geht es nicht allein um Strafvermeidung, es geht auch und vor allem um den Respekt vor der Wirklichkeit unserer Mitmenschen. Wenn wir Menschen im öffentlichen Raum treffen, können wir nie wissen, ob es sich bei den Anwendern der neuen Rituale um Überzeugungstäter handelt oder lediglich um höfliche Menschen, die nur glauben, dass *wir* von ihnen das normierte Verhalten *erwarten*.

Auf der Höhe des langen Winterlockdowns traf ich im Supermarkt einen gehetzt aussehenden Mann im Ringelpullover, der aussah, als würde er unter prekären Verhältnissen leben. In den Lautsprechern hörte man alle paar Minuten die Durchsage, ein Mindestabstand von zwei Metern sei unbedingt einzuhalten. Der Mann begegnete mir in den engen Gängen mehrfach und war stets bemüht, dem Gebot zu entsprechen, wobei ihm buchstäblich der Schweiß auf der Stirn stand. Einmal flüchtet er geradezu in einen Nebengang und hätte dabei fast einen Stapel Dosen umgerissen. Die Not des Mannes war so groß, dass ich meinerseits Blickkontakt mit ihm aufnahm und signalisierte, das nächste Mal würde ich ausweichen. Im nachfolgenden Tanz, den wir beide ausführten, um uns ja nicht zu nahe zu kommen, erntete ich tief dankbare Blicke, die zu sagen schienen »Gemeinsam schaffen wir das!«. Trotzdem weiß ich bis heute nicht, ob *er mir* oder *nur ich ihm* einen Gefallen tun wollte.

Propaganda-Matrix

Solange viele Bürger noch immer nicht bemerkt haben, dass sie schleichend in eine mediale Matrix geraten sind, die sie über große Angsterzählungen manipuliert und steuert, wird die Gesellschaft ihre demokratischen Grundrechte niemals zurückgewinnen. Wie gut die Propaganda-Matrix tatsächlich funktioniert, zeigte auch das Wahlverhalten während der Bundestagswahl 2021. Nach achtzehn Monaten Pandemie, mit den größten Einschränkungen und Entbehrungen seit 1945, bildet sich nicht der geringste politische Protest ab. Trotz massiver Freiheitsverluste, Massenpleiten, Verdienstausfällen, Arbeitslosigkeit, exorbitanter Zunahme psychischer Krankheiten, Erhöhung der Selbstmordraten und Zunahme häuslicher Gewalt wird nicht eine der für die Corona-Politik mitverantwortlichen Parteien ernsthaft abgestraft. Oder andersherum betrachtet: Sämtliche Parteien, die sich explizit kritisch zu den Corona-Maßnahmen der Regierung positioniert hatten wie *Die Linke*,

AfD, *Freie Wähler* oder *Die Basis* verlieren Prozente oder rangieren unter »ferner liefen«. Bei allen etablierten Parteien, die die Maßnahmen mitgetragen hatten, verteilten sich die Wählerstimmen zwar etwas um, doch keine einzige der Protestparteien konnte zulegen. Insgesamt – die merkwürdigen Unregelmäßigkeiten der Wahl in Berlin außen vor lassend – kann man bezüglich der Bundestagswahl 2021 fast nur zu einem Schluss kommen: Es gibt in Deutschland keine Protestwähler. Dabei wirkt das Wahlverhalten umso erstaunlicher, wenn man sich die letzten Umfragen bezüglich der Zufriedenheit mit der Corona-Politik ansieht:

> *»Die Akzeptanz der Einschränkungen wie die Schließung von Geschäften, Restaurants und Schulen war während der ersten Corona-Welle noch sehr groß. In einer YouGov-Umfrage im April 2020 zeigten sich 67 % eher oder sehr zufrieden mit dem Krisenmanagement der Regierung. Zu Beginn der zweiten Welle im Oktober waren es nur noch 57 %, Anfang Februar dann nur noch 50 und in der letzten Umfrage Ende Februar nur noch 48 %. In den vergangenen drei Wochen hat sich die Akzeptanz der Regierungsmaßnahmen noch einmal deutlich verschlechtert. Jetzt bewerten nur noch 30 % der Befragten das Krisenmanagement der Regierung eher oder sehr positiv.«*[104]

---

104 *Zeit,* »Fast zwei Drittel unzufrieden mit Corona-Krisenmanagement«, 22.03.2021

Laut YouGov-Erhebung sind über 50 % der Bundesbürger unzufrieden mit den Corona-Maßnahmen – trotzdem kann nicht eine einzige der Protestparteien zulegen? Im Grunde ist dieser Vorgang nur so erklärlich, dass die Bürger alle Vorgänge im Zusammenhang mit Corona als »höhere Gewalt« verorten und die Parteien somit von einer Mitschuld an den Umständen freisprechen.

Wenn dies so ist, kann man nur von einer maximal gelungenen Kampagne sprechen. Dank *Tagesschau* und Massenmedien wurde das gängige Corona-Narrativ einschließlich Lockdowns, Maskenpflicht und Impf-Nötigung so glaubwürdig gesetzt, dass ein Großteil der Bürger gegen die verantwortlichen Akteure keinerlei kritische Instanz entwickelt hat. In der medialen Matrix geht es demzufolge nicht so sehr um die »objektive Wirklichkeit«, sondern um Macht. So wird man als treuer *Tagesschau*-Zuschauer so gut wie nie ein kritisches Wort zur Corona-Politik der Bundesregierung vernommen haben.

> »*Wenn wir die Tagesschau einschalten, erfahren wir nichts über die ›Wirklichkeit‹. Wir lernen vielmehr, wer es geschafft hat, seine Sicht auf die Wirklichkeit in die Propaganda-Matrix einzuschreiben.*«[105]

Medienkompetente und kritische Bürger, die sich seit vielen Monaten tief in die Corona-Problematik eingelesen haben, sind aus Sicht eines *Tagesschau*-Zuschauers

---

105   »Die Propaganda Matrix«, S. 30, Michael Meyen, Rubikon 2021

schlichtweg »Muffel«, »Leugner« und »Trottel«. Zu Beginn eines konstruktiven Dialogs zwischen jenen, die die Medienmatrix mit der Wirklichkeit verwechseln, und jenen, die darüber hinaussehen können, müsste eine Debatte über das Medienversagen der letzten Jahre stehen. Was im Westen Deutschlands eine Zeit lang ohnehin nur leidlich funktionierte, ist inzwischen ganz vorbei. Es ist wenig verwunderlich, dass Ostdeutsche weitaus früher erkannt haben, dass die Massenmedien spätestens seit 2015 nur noch eine gefilterte Teilwirklichkeit abbilden. Wenn sich irgendwo so etwas wie Wählerprotest andeutet, dann in den neuen Bundesländern. Inzwischen müssen die an der Wahrheit interessierten Bürger weitaus mehr tun, als sich durch die öffentlich-rechtlichen Medien berieseln zu lassen. Menschen, denen es im Prinzip recht gut geht, sind bezüglich dieser Problematik kaum sensibilisiert. Solange man glaubt, das private Glück zwischen Rasenmäher, Grillabend und Mallorca-Urlaub ungestört leben zu können, ist das Interesse an politisch-medialen Verhältnissen eher gering. Viele glauben ihrer Bürgerpflicht für die Demokratie Genüge zu tun, indem sie alle vier Jahre ein Kreuz an der »richtigen« Stelle machen. Das Problem dabei: Wer selbst in der Medienmatrix gefangen ist, kann seine Gefangenschaft nicht erkennen. Allenfalls eine vage Ahnung sorgt für ein diffuses Unwohlsein, dass mit den großen Erzählungen etwas nicht stimmt. Im berühmten Science-Fiction-Klassiker *Matrix* kommt es in der Schlüsselszene zwischen dem Held *Neo*, der nicht weiß, dass er in einer Scheinrealität lebt, und seinem Befreier *Morpheus* zu folgendem Dialog:

Neo: »Mir missfällt der Gedanke, mein Leben nicht unter Kontrolle zu haben.«

Morpheus: »Ich weiß ganz genau, was du meinst. Ich will dir sagen, wieso du hier bist. Du bist hier, weil du etwas weißt. Etwas, das du nicht erklären kannst, aber du fühlst es. Du fühlst es schon dein ganzes Leben lang, dass mit der Welt etwas nicht stimmt. Du weißt nicht was, aber es ist da. Wie ein Splitter in deinem Kopf, der dich verrückt macht. Dieses Gefühl hat dich zu mir geführt ... Weißt du, wovon ich spreche?«

Neo: »Von der Matrix?«

Morpheus: »Möchtest du wissen, was genau sie ist? ... Die Matrix ist allgegenwärtig. Sie umgibt uns. Selbst hier ist sie. In diesem Zimmer. Du siehst sie, wenn du aus dem Fenster guckst oder den Fernseher anmachst. Du kannst sie spüren, wenn du zur Arbeit gehst ... oder in die Kirche und wenn du deine Steuern zahlst. Es ist eine Scheinwelt, die man dir vorgaukelt, um dich von der Wahrheit abzulenken.«

Neo: »Welche Wahrheit?«

Morpheus: »Dass du ein Sklave bist, Neo. Du wurdest, wie alle, in die Sklaverei hineingeboren und lebst in einem Gefängnis, das du weder anfassen noch riechen kannst. Ein Gefängnis für deinen Verstand. Dummerweise ist es schwer, jemandem zu erklären, was die Matrix ist ... Jeder muss sie selbst erleben ... Dies ist deine letzte Chance. Danach gibt es kein Zurück. Schluckst du die blaue Kapsel, ist alles aus. Du wachst in deinem Bett auf und glaubst

188

an das, was du glauben willst. Schluckst du die rote Kapsel, bleibst du im Wunderland, und ich führe dich in die tiefsten Tiefen des Kaninchenbaus …

Sozusagen als Hommage an den Film hat der Kommunikationswissenschaftler Prof. Michael Meyen von der Ludwig-Maximilians-Universität München sein aktuelles Buch *Die Propaganda-Matrix*[106] genannt. Meyen deckt auf, dass der Prozess der Mediengleichschaltung weitaus komplexer ist, als die den »Covidioten« unterstellte Meinung, alle Medien würden über »dunkle Mächte« gleichgeschaltet. In Wirklichkeit sorgen kybernetische Regelkreise dafür, dass sich »Wirklichkeiten« in der medialen Konformitätsblase autark immer enger einpegeln. Allein der Untertitel des Werkes beschreibt, dass es bezüglich der verlorenen Medienvielfalt buchstäblich um alles geht: »*Der Kampf für freie Medien entscheidet über unsere Zukunft*«. Das Buch beginnt mit folgenden Worten:

»Ich bin nicht Morpheus. Mir fehlt der Glaube, dass es nur einen Auserwählten braucht, um die Matrix zu zerstören. Ich glaube nicht einmal, dass man die Matrix überhaupt zerstören kann. Es geht deshalb in diesem Buch auch nicht um Zerstörung, sondern um Aufklärung und um das, was aufgeklärte Menschen aus der Matrix machen könnten. Blaue Kapsel oder rote Kapsel: Sie haben sich schon entschieden. Sonst

---

106   »Die Propaganda Matrix«, Michael Meyen, Rubikon 2021

würden Sie dieses Buch nicht lesen. Sie wissen genau wie Neo, der Held in dem Action-Klassiker Matrix, dass mit der Welt etwas nicht stimmt, die wir alle für die Wirklichkeit halten müssen, und wollen verstehen, wo und wie die Realität produziert wird, die man uns rund um die Uhr ins Haus liefert.«

Im Film nimmt Neo die rote Kapsel und wacht aus seiner Scheinwelt auf – jedoch: Sein Erwachen ist schmerzhaft, denn die Realität ist nicht das, was Neo erwartet hatte. Aus der »Propaganda-Matrix« aufzuwachen, könnte ähnlich unangenehm werden. Doch die Entwicklung von Medienkompetenz ist eine Holschuld. Wer glaubt, den Wandel einer freien Gesellschaft zur Totalität aussitzen zu können und dabei sein kleines, privates Glück zu bewahren, wird in Kürze in einer bargeldlosen, digitalen Impf- und Klimaschutz-Kontrollwelt aufwachen, die in alle privaten Bereiche vorgedrungen ist. Dabei ist es formal gesehen noch nie so einfach gewesen, an die rote Kapsel der Wahrheit zu gelangen.

Die Informationen, die man für den Prozess des Aufwachens benötigt, sind keineswegs rar. Das eigentliche Problem ist komplexer. Es geht weniger um den Mangel an Informationen, als um das unbewusste Wissen um den Preis, den das Erwachen hat: Massenmedien funktionieren deshalb so gut, weil sie in der Lage sind, Massen zu einer Konsensmeinung zu synchronisieren. Als Einzelner kann man nicht ungestraft aus dieser Matrix aussteigen. Ein Leben als Ausgestoßener ist mit das Schlimmste, was einem Menschen passieren kann. Wirklich wohl fühlen sich daher nur Menschen, die voll und ganz in der Matrix aufgehen. Wer jedoch wie Neo ahnt, dass etwas nicht stimmt, steht früher oder später vor einem Dilemma. Der »Splitter im Kopf« mahnt, die Wahrheit zu suchen, doch dem gegenüber steht die Angst vor der Ächtung. Der Versuch, die Tür zur Wahrheit wider besseres Wissen, oder besser, wider besseres Ahnen, zuzulassen, hat seinen Preis. In *Vom Verlust der Freiheit* schrieb ich dazu:

»Dieser Mechanismus ist der entscheidende Grund, erst gar keine erweiterte Medienkompetenz entwickeln zu wollen. Die staatlich lancierte Erzählung, alternative Medien würden per se Lügen und dummes Zeug von Verschwörern verbreiten, ist ein hervorragender Schutz davor, das eigene Ich infrage zu stellen. Die innere kognitive Dissonanz zuzulassen, würde zunächst einmal Angst erzeugen. In der Verweigerung, dieses Wagnis einzugehen, liegt die ›Banalität des Bösen‹, die Hannah Arendt beschrieb. Der banal böse Mensch weigert sich ab einem bestimmten Punkt selbstständig zu denken und delegiert seinen inneren Konflikt an ›die da oben‹, die werden es schon wissen. Mit dieser Haltung wird der Mensch zum Soziopathen, da er seinem angeborenen inneren Dialog, dem moralischen Abgleich zwischen Gut und Böse, erfolgreich ausweicht. Selbst schlimmste Folgen für die Mitmenschen vermögen nach dieser selbst gewählten Denkblockade kaum noch innere Unruhe auszulösen, wie die Milgram-Experimente eindrucksvoll gezeigt haben. Man selbst trägt

schließlich keine Schuld an der Sache, die Verantwortung liegt bei den Wissenschaftlern und Politikern. Und was hätte man schon machen können als kleines Rad im Getriebe. Menschen können immer dann zu derart banalen Monstern werden, sobald sie diese Abspaltung vollzogen haben. Außerdem – sollte sich erweisen, dass man bezüglich Corona auf gröbste und vorsätzliche Weise getäuscht wurde, dass man völlig sinnlos Masken getragen, Hände desinfiziert, Kinder verunsichert, Alte alleingelassen und den eignen Job riskiert hat, erzeugt dies im besten Fall große Wut – wobei Wut völlig okay wäre. Man könnte handeln, sich ausagieren, eine Sammelklage planen oder was auch immer.

Viel schlimmer ist jedoch, dass das Psychogramm vieler Babyboomer gerade nicht mit Wut reagiert, sondern mit Scham. Derart böse angelogen und missbraucht zu werden, erzeugt ein großes Maß an Scham. Und da Scham ein zentrales Lebensgefühl für transtraumageschädigte Babyboomer ist, muss ein Mehr davon um jeden Preis vermieden werden. Überhaupt die Möglichkeit in Erwägung zu ziehen, mit Corona schlichtweg belogen worden zu sein, wird daher im weiten Vorfeld abgewehrt. Sofern sich der Angst- und Gewaltraum rund um Corona über Monate oder gar Jahre halten würde, kämen unweigerlich gruppendynamische Prozesse in Gang, die letztendlich immer in einer Denunziationskultur münden. Über diesen Effekt schrieb Hannah Arendt:

›Während der großen Säuberungswellen gibt es überhaupt nur ein Mittel, die eigene Zuverlässigkeit zu beweisen, und das ist die Denunziation seiner Freunde. Und dies wiederum ist, was die totale Herrschaft und die Mitgliedschaft in einer totalitären Bewegung angeht, ein durchaus richtiger Maßstab. Was suspekt ist, ist Freundschaft und jegliche andere menschliche Bindung überhaupt.‹ [»Elemente und Ursprünge totaler Herrschaft«, Hannah Arendt]«[107]

Der Wunsch nach Konsens mit der Gemeinschaft ist nicht per se schlecht. Problematisch wird es dann, wenn gesellschaftliche Werte durch *pathologische Kräfte* normiert werden. Wie ich weiter unten noch ausführen werde, sind die treibenden Kräfte hinter dem »Great Reset« Apologeten eines technokratischen, mechanistischen Weltbildes, denen der Blick für das Ganze abhandengekommen ist. Lebensbedingungen, die nach diesem Weltbild »*optimiert*« wurden, führen schlussendlich zu einer »*normopathischen Gesellschaft*«, die vielen Menschen ein »*falsches Leben*«[108] aufzwingt. Die nachfolgende Selbstverleugnung und das Verpassen der wahren Bedürfnisse führen in eine dystopische Gesellschaft, in der faschistoide Projektionen auf »Schuldige« zur Norm werden. Die Frage, ob und wann ein Individuum die Kraft findet, derartigen Normierungen zu widerstehen, ist abhängig von der persönlichen Ausreifung und

107 Raymond Unger, *Vom Verlust der Freiheit*, S. 422 ff, Europa Verlag 2021
108 »Das falsche Leben«, Hans-Joachim Maaz, C.H. Beck, 2020

letztendlich von der Frage, ob es jemals Kontakt zu einem Teil der menschlichen Psyche hatte, den ganzheitliche Psychologen als »höheres Selbst« bezeichnen.

Abgesehen von dieser dem Menschen angeborenen Sehnsucht nach der Wahrheit, gibt es aber auch zeitliche Reifefaktoren. Nicht in jedem Lebensalter sind die Bedingungen gegeben, um dem Ruf der Heldenreise zu folgen.

»Erst wer alt genug ist, um nicht mehr um seinen ›Platz in der Sozialordnung‹ fürchten zu müssen, bringt die wichtigste Voraussetzung mit, um aus der Propaganda-Matrix ausbrechen zu können: eine Absage an die süßen Belohnungen, die Konformität in jeder Gesellschaft verspricht.« [109]

Eben dies hat die Corona-Krise überdeutlich gezeigt: Egal ob Wissenschaftler, Mediziner, Künstler, Journalisten, Politiker oder Autoren: Viele der namhaften Maßnahmen-Kritiker stehen *außerhalb* des alltäglichen Kampfes um Karriere, Anerkennung, Geld und Status.

Flak

Wie ich in meinem vorangegangenen Buch bereits festgestellt habe, ist die Beeinflussung der Bürger via Massenmedien ein altes Geschäft. Schon die Pioniere der Massenpropaganda, Walter Lippmann und Edward Bernays, arbeiteten in den 1920er-Jahren als Politik-

---

109   »Die Propaganda Matrix«, S. 22 f, Michael Meyen, Rubikon 2021

berater und sahen die natürliche Gesellschaftsordnung als Elitenmodel. Demokratie ist hierbei ein ziemlich dehnbarer Begriff, politische Ordnung wurde selbstverständlich top-down organisiert. Ein etwaiges Murren des Volkes lässt sich hierbei über ein professionelles Meinungsmanagement weit besser entschärfen, als über rohe Gewalt. Auch das Buch von Michael Meyen bezieht sich auf die Klassiker der Kommunikations- und Medienforschung.

Im Grundlagenwerk *»Manufacturing Consent: The Political Economy of the Mass Media«* (Erzeugung von Konsens: Die politische Ökonomie der Massenmedien) analysieren Noam Chomsky und Edward S. Herman die Techniken und Mechanismen des Machterhalts, die ihre Vorgänger Lippmann und Bernays begründet hatten. Obgleich ich die Schlüsse der Autoren zur Gesellschaftsverbesserung nicht teile, ist der Analyseteil zur Medienhoheit brillant. Chomsky und Herman entwickelten ein Model mit fünf Filtern, die Nachrichten durchlaufen müssen, bevor sie den gemeinen Bürger überhaupt erreichen. Was schlussendlich unten herauskommt, ist entweder eine Blendgranate (Rainer Mausfelds *»Empörungsmanagement«*[110]) oder so aufbereitet, dass es den Interessen der wirklich Mächtigen nutzt.

Beim Machterhalt via Meinungsbildung geht es darum, erwünschte Inhalte zu transportieren und gleichzeitig sicherzustellen, dass unerwünschte Inhalte unter-

---

110 »Warum schweigen die Lämmer? Wie Elitendemokratie und Neoliberalismus unsere Gesellschaft und unsere Lebensgrundlagen zerstören«, Rainer Mausfeld, Westend Verlag 2015

drückt werden. Letztes nennt man auch Zensur. Es würde zu weit führen, die einzelnen Filter zu besprechen, doch als ich den vierten Chomsky-Filter las, dachte ich zuerst, ich hätte mich verlesen. Der Filter heißt tatsächlich *Flak* und meint damit die deutsche Abkürzung für *Flugabwehrkanone*. Der vierte Medienfilter, das Sperrfeuer sozusagen, kommt immer dann zum Einsatz, wenn wirklich Not am Mann ist. Falls es unerwünschte Informationen ausnahmsweise doch schaffen, alle anderen Filter zu durchdringen und fast den Mainstream zu erreichen, braucht man die Männer fürs Grobe. An der TV-Medienflak stehen heute die Böhmermänner, Restles und Utoffs und schießen jeden Eindringling ab, der entgegen der normierten Wirklichkeitsauffassung in öffentlich-rechtliches Hoheitsgebiet fliegt. Michael Meyen erklärt mir in einem längeren Zoom-Gespräch, dass es neben dem Geballer im Fernsehen noch weitere Kanonen gibt, die ebenfalls zur Flak gehören: Dazu gehören die selbst ernannten Faktenchecker, die gegen sogenannte Fake News vorgehen. In seinem Buch schreibt Meyen dazu:

> *Die Bundesregierung und ihre Propagandisten sorgen sich allerdings nicht um uns oder um unsere Liebsten, sondern um ihr Wahrheitsregime. Es geht um Definitionsmacht: Wer darf sagen, was wir ›wissen‹ und für ›wahr‹ halten sollen? Bei den ›Fake News‹ verrät das schon der Begriff. Wo es ›Fake News‹ gibt, muss es ›richtige‹ News geben. Die ›Wahrheit‹ sozusagen, nicht gefälscht und nicht in*

Mazedonien ausgedacht (wo Computerfreaks so den US-Wahlkampf 2016 torpediert haben sollen) oder gar in Moskau, sondern da zu finden, wo ›News‹ draufsteht und das ›mediatisierte Zentrum‹ dahinter. Die Politik, der Journalismus und die Wissenschaft, die mitgeholfen hat, dass wir heute sofort an Facebook, an Twitter oder an YouTube denken, wenn wir ›Fake News‹ hören. An ›Falschinformationen‹, die ›bewusst und absichtlich online verbreitet werden‹. An Geschichten ohne ›sachliche Grundlage‹, die wie Nachrichten präsentiert werden. An Kampagnen, an Angriffe auf die Meinungsbildung und an ›Urheber‹, die ›anonym aus dem Ausland heraus operieren‹. […] Das Schimpfwort ›Fake News‹ sagt zunächst nur: Ich habe recht, basta. Genauso funktioniert das Etikett Verschwörungstheorie – noch so ein Begriff, der nicht das bedeutet, ›was er zu meinen vorgibt‹. […] Der Begriff Verschwörungstheorie steht für mindestens dummes, wahrscheinlich krankhaftes und in jedem Fall gefährliches Denken. Dieser Begriff funktioniert wie ein Dopingvorwurf vor Olympia. Person und Thema sind sofort für die ›Wahrheitsspiele‹ disqualifiziert. Die Kontrolleure (um im Bild zu bleiben) nutzen dafür ein billiges Mittel: Sie vermengen das, was sie ausschließen wollen, mit offenkundigem Blödsinn. Auch das kann jeder selbst prüfen. Listen mit Verschwörungstheorien, die angeblich populär sind, gibt es inzwischen wie Sand am Meer. Dort stehen Groteskes (Bielefeld ist eine Erfindung) und Rassismus (es gab keinen Holocaust) neben Aussagen über *mögliche Regierungs- oder Geheimdienstverbrechen und Interpretationen, die das Wahrheitsregime ausblendet. Willi Winkler, der Anfang Mai 2020 für die Süddeutsche Zeitung auf ›Hygienedemos‹ in Berlin war, brachte in seiner Seite-3-Geschichte sogar Angela Merkel als ›natürliche Tochter Adolf Hitlers‹ unter. ›Sie wurde, falls Sie's nicht wussten, mit dem vorsichtshalber tiefgefrorenen Sperma des 1945 tragisch hingeschiedenen Führers gezeugt‹. Das ist nicht lustig, leider. Die ›Wahrheitsspiele‹ der Gegenwart erinnern eher an die Hunger Games von Suzanne Collins (und damit an ein gnadenloses Ringen um Leben und Tod) als an Olympia. Das haben die Hüter der ›Wahrheit‹ in den folgenden Monaten unmissverständlich klargemacht. Verwarnungen und Sperrungen für alle, die auf den digitalen Plattformen das Corona-Wahrheitsregime infrage stellen wollten.«*[111]

Unter dem Stichwort »*Kampf gegen Fake News*« hat derjenige die Meinungshoheit, der sich als Erster den objektiv-wissenschaftlichen Nimbus verleiht. Nein, Impfungen sind nicht, wie fälschlicherweise behauptet, gefährlich, sondern ausgesprochen sicher und geprüft. Nein, Migranten wandern nicht zu einem hohen Prozentsatz in die Sozialsysteme ein, sondern bereichern die Gesellschaft in jeder Hinsicht. Nein, die Energiewende ist nicht zu teuer und nahezu undurchführbar, sondern E-Strom steht in Kürze für alle Energiesektoren zur

---

111   »Die Propaganda Matrix«, S. 56 f, Michael Meyen, Rubikon 2021

Verfügung ... In meinem letzten Buch führe ich ein Bei-spiel eines geradezu lächerlichen »Faktenchecks« von *Correctiv* an, offenbar mit der Zielvorgabe, den in Ver-ruf geratenen PCR-Test zu rehabilitieren:

>*Im Spätsommer/Herbst 2020 schaffen es vereinzelt Artikel in die etablierten Medien, die sich mit der PCR-Test-Problematik beschäftigen; einige Bürger werden misstrauisch. Das stiftungsfinanzierte Pro-jekt Correctiv nimmt sich mit seinen ›Faktenche-ckern‹ der Frage an. Da die ›objektiven Ergebnisse‹ des Correctiv auffällig häufig auf Regierungslinie lie-gen, wird die Organisation von Kritikern bisweilen als ›Wahrheitsministerium‹ verspottet. Hauptgeldge-ber von Correctiv ist die Brost-Stiftung, hinter der die mächtige Funke-Mediengruppe steht. Als sich Correctiv der PCR-Problematik annimmt, stellt es erwartungsgemäß fest: ›In der Praxis sind solche Fehler beim PCR-Test laut Experten nahezu ausge-schlossen.‹ Der nachfolgende Artikel ›erklärt‹ einen PCR-Test, ohne auch nur ein Wort über den alles ent-scheidenden CT-Wert zu verlieren oder die Amplifi-kationszyklen überhaupt zu erwähnen – Chapeau für so viel Fakten- und Fachwissen ...«[112]*

Natürlich reicht es bei Weitem nicht aus, auf abstrakter Ebene unliebsame Fakten als »Fake News« zu brand-

---

112 Raymond Unger, *Vom Verlust der Freiheit*, S. 142, Europa Verlag 2021

marken. Menschen, die wiederholt mit unerwünschten Positionen auffallen, müssen auch und besonders auf der persönlichen Ebene diskreditiert werden. Obgleich Wissenschaftler und Ärzte wie Wolfgang Wodarg und Sucharit Bhakdi vor einigen Jahren noch gern gesehene Interviewpartner der öffentlich-rechtlichen Sender waren, änderte sich dies schlagartig, als beide ihren Widerspruch zu den Corona-Maßnahmen bekundeten. An beiden ehemals integren Männern zelebrierte die Propaganda-Matrix das Exempel einer medialen Hinrichtung. Wie ich weiter oben bereits ausgeführt habe, hatte die Pharmaindustrie bereits vor der Corona-Krise einen mächtigen Flak-Filter gegen »Fake News« etabliert: Wie zu Kriegszeiten galt die Abwehr »zersetzender Informationen« als A und O der Pandemiebekämpfung. In der Pandemie griff, was man viele Jahre zuvor geübt hatte: Wer bezüglich eines Virus »verharmlosende Falschinformationen« in Umlauf brachte, wurde zum Volksgefährder und quasi Terroristen gestempelt. Wer als kritischer Wissenschaftler sah, was mit Wodarg und Bhakdi geschah, überlegte sich fortan zweimal, ob er dem Narrativ einer Killerseuche widersprechen wollte. Trotzdem gab es einige mutige Wissenschaftler, die es dennoch wagten, wenigstens zaghaft und zwischen den Zeilen ihre Bedenken zur Corona-Politik zu formulieren. Zu den prominentesten Vertretern dieser vorsichtigen Kritiker zählen der Epidemiologe und Biochemiker Prof. Alexander S. Kekulé sowie der Direktor des Instituts für Virologie und HIV-Forschung an der Medizinischen Fakultät der Universität Bonn, Prof. Hendrik Streeck. Den Mut, diese vorsichtig kritischen Stimmen im öffentlich-rechtlichen Fernsehen auftreten zu lassen, hatte vor allem Markus Lanz. Doch selbst bei diesen moderaten Positionen schlug die *Flak* schließlich noch zu. Obgleich Lanz mit der Auswahl seiner Gäste lediglich der Minimalforderung nach Meinungsvielfalt eines öffentlich-rechtlichen Senders nachkam, war dies für den Flakhelfer Jan Böhmermann bereits zu viel. In einer von der *Zeit* veranstalteten Talksendung mit dem Gastgeber Giovanni di Lorenzo ging er Lanz scharf an. Nachdem Böhmermann zunächst erklärte, er habe kürzlich eine Laudatio auf »ganz tolle Wissenschaftler« gehalten, denen in Berlin die Urania-Medaille für Wissenschaftskommunikation verliehen wurde, darunter natürlich Christian Drosten, wandte er sich an Lanz:

> »Das Einladen von so Leuten wie Hendrik Streeck und Alexander Kekulé, wo man fachlich wirklich sagt, das ist wirklich keine gute Idee. [Lanz: Wer sagt das?] Die Leute, die Ahnung haben davon. Wenn du mit Wissenschaftlern darüber sprichst, die seit Jahren an dem Thema forschen, und auf einmal taucht da irgendwie ein Hallenser Mikrobiologe auf, der nichts publiziert hat. [...] Ich finde es schwierig, wenn man Leuten eine Bühne gibt, die eine Meinung vertreten, die man nur deswegen veröffentlicht, weil man sagt, man muss auch die andere Seite sehen. Und es gibt Meinungen, die sind so durchtränkt von Menschenfeindlichkeit, oder so motiviert von Dingen, die wirklich nichts damit zu tun haben, und zwar ersichtlich,

dass ich mich manchmal frage, warum einige Leute bei dir sitzen.«[113]

Wer wirklich verstehen will, wie der vierte Chomsky-Filter *Flak* funktioniert: Sich selbst als Clown und Unterhalter framen und danach, ohne mit der Wimper zu zucken, äußerst ehrbare Wissenschaftlicher wie Hendrik Streeck und Alexander Kekulé in einem Atemzug mit Menschenfeindlichkeit nennen. In abgewandelter Form benutzt Böhmermann die Generalkeule der politischen Korrektheit, mit der man unliebsame Meinungen zuverlässig abwürgt und den Diskursraum beherrscht. In meinem Buch *Vom Verlust der Freiheit* schrieb ich dazu:

> *»Politische Korrektheit entspricht zeitgenössischem Herrschaftswissen und folgt Regeln, die man kennen muss. Deshalb ist PC so hervorragend geeignet, um Uneingeweihte und Außenstehende zu beschämen. Am Anfang der politischen Korrektheit steht eine mächtige Double-Bind-Falle, die für alle Zeiten eine linksgrüne Diskurshoheit sichern soll. Die Formel dazu lautet: ›Es gibt kein Recht auf Nazipropaganda‹. Oder abgewandelt: ›Hass und Hetze ist keine Meinung‹. Die Hermetik der Falle beschreibt ein recht amüsanter Post auf Twitter:*

---

113 *Zeit,* »Die Lange Nacht der Zeit«, Jan Böhmermann, Markus Lanz, Giovanni di Lorenzo, 04.09.2021

›Die Zukunft der Meinungsfreiheit:

1. *Hass ist keine Meinung und fällt nicht unter Meinungsfreiheit.*
2. *Was Hass ist, das bestimmt der Diskurs ständig neu.*
3. *Die Diskurshoheit haben links-grüne Politiker, Medien und Lobbyisten.*
4. *Kritik daran ist Hass.‹ [Twitter, ›Schwulemiker‹, 09.01.2021]«*[114]

Der Chomsky-Filter *Flak* führt letztendlich immer zur Spaltung der Gesellschaft. Bei der Anwendung der politischen Korrektheit wird die »In-Group« idealisiert – jeder der zur »Out-Group« gehört, wird verdammt. Um das Aufschaukeln dieser Projektionen des eigenen Schattens zu beenden, müsste man aufhören, die Aggressionen des jeweils anderen Lagers zu erwidern. Wie in jedem Krieg gelingt dies leider erst, nachdem die Lage eskaliert ist und der Preis des gegenseitigen Hasses zu hoch wurde.

Die schreckliche Bluttat von Idar-Oberstein, bei der Mario N. den Tankstellenkassierer Alexander W. erschoss, nur weil dieser ihn auf die Maskenpflicht hingewiesen hatte, hätte das Signal zum Innehalten werden können, um einen Wendepunkt zugunsten eines begegnenden Dialoges einzuleiten. Doch dafür hätten politisch-mediale Kräfte darauf verzichten müssen, die Tat kurz vor der Bundestagswahl zu instrumentalisieren.

---

114 Raymond Unger, *Vom Verlust der Freiheit*, S. 258 f, Europa Verlag 2021

Offenbar war die Versuchung zu groß. Schamlos und des Opfers nicht würdig setzte man alles daran, das schreckliche Geschehen zur Stärkung der eigenen Position zu nutzen.

Wer ohne Beziehungshintergrund einer fremden Person mit einer Pistole in den Kopf schießt oder ein Messer in den Hals rammt, hat sehr wahrscheinlich über einen langen Zeitraum schwere psychische Deformationen entwickelt. Bei vielen Taten dieser Art werden die psychischen Störungen, die oftmals auf ein Trauma mit Gewalterfahrung in der näheren Umgebung zurückgehen, zurecht in den Fokus gerückt. Obgleich es zuvor auch in der Familie von Mario N. zu fürchterlichen Gewalttaten gekommen war, wurde diesmal eine schreckliche Willkürtat in der Darstellung durch die Medien als kalkulierte, politische Tat gelesen. Idar-Oberstein wurde zu einem »Terrorakt der radikalen Querdenkerszene«, mit dem die ganze Gesellschaft angegriffen wurde. Dabei ließ die Presse nichts aus, um die Assoziationsketten zwischen Täter und altbewährten Feindbildern so breit wie möglich auszuformulieren. Alles, was im Mediengeschäft schon immer zum Reich des Bösen gerechnet wurde, hatte mitgeschossen und verdichtete sich in der Person Mario N.: »Querdenker, AfD-Freund, Maßnahmen-Skeptiker, Waffennarr, Klima-Leugner, Corona-Leugner, Verschwörungstheoretiker, Rechtsextremist, Reichsbürger, Donald-Trump-Fan.«

Die Lesart der Massenmedien führte zu einem ungeahnten Shitstorm gegen jedwede Kritik an den Corona-Maßnahmen – ebendies war die Absicht der Instrumentalisierung gewesen. Kurz nach der Bluttat riefen Menschen auf Twitter dazu auf, diese »Kriegserklärung« eines »Corona-Leugners« gegen alle Maßnahmen-Befürworter anzunehmen. Unter dem Hashtag #QuerdenkerSindTerroristen kam es zu Gewaltaufrufen gegen jede Form von Maßnahmen-Kritikern.

> *»Die Zeit der Verharmlosung und des Normalisierens ist vorbei. Impfverweigerer, Querdenker und sonstiges Gesocks haben der Gesellschaft den Krieg erklärt. Wenn der Staat nicht endlich einschreitet, müssen es eben couragierte Bürgerinnen und Bürger tun. #QuerdenkerSindTerroristen«*[115]

Liest man die vielen Hass-Tweets, wird sofort deutlich, dass die Texte aus Versatzstücken von Politkern und Personen des öffentlichen Lebens stammen, die »Impfverweigerer« zuvor als Menschen zweiter Klasse diffamiert hatten. Folgerichtig mutierte der Hashtag wenige Tage später zu #UngeimpfteSindTerroristen. In den etablierten Medien sucht man die Kritik an den Hassbeiträgen gegen Ungeimpfte jedoch vergeblich. Beispiele der extremen »Querdenkerszene« finden sich hingegen in nahezu jedem etablierten Medium, allen voran *Der Spiegel*:

> *»Schaut man sich in den digitalen Kanälen um, wo ›Querdenker‹, ›Reichsbürger‹ und Rechtsextreme*

---

115 Twitter, rabbitheboss @loldeinernst, Antwort an @RaykAnders, 20.09.2021

zueinanderfinden, stößt man auf offenen Jubel. ›End-
lich handfester Widerstand gegen den irrationalen
Maskenwahn‹, schreibt einer auf YouTube. ›Dem
Schützen ist nicht das Geringste vorzuwerfen.‹ Ein
anderer kommentiert: ›Wer mich zwingt eine Maske
zu tragen, ist Mitschuld [sic] an dem ganzen Irrsinn.‹
Für Elmar May, den Chef des rheinland-pfälzischen
Verfassungsschutzes, sind Aussagen wie diese ein
weiterer Beleg für die ›Nähe zur Gewalt‹ in Teilen
der Protestbewegung.«[116]

Auf der Pressekonferenz der Bundesregierung zur Tat
wurde überdeutlich, dass die weitaus größeren Treiber
der gesellschaftlichen Spaltung im Lager der zumeist jungen Journalisten zu finden sind. Hier wird die journalis-
tische Arbeit als heiliger »Kampf gegen rechts« verstanden. Die Regierungsseite nutzte die Tat zwar für ihr
eigenes Narrativ, blieb dabei aber durchaus sachlich. Die
Journalisten hingegen versuchten mit ihren aggressiven
Fragen nach »härteren Maßnahmen« die Regierung zu
treiben. Auf der Höhe der Verhetzung tauchte im Internet plötzlich sogar eine Todesliste auf: »*Liste der 250*
größten Menschenfeinde.« »*Bei vielen von denen würde*
eigentlich nur eine Entnahme helfen. So macht man das
auch mit gefährlichen Tieren, die Siedlungen zu nahe
kommen.« Auf der in Jägersprache formulierten »Todesliste« stehen dann Personen wie Roland Tichy oder Boris
Reitschuster, die zuvor bereits vom Flakschützen Jan

---

116   *Der Spiegel,* »Ab in den Untergrund«, 25.09.2021

Böhmermann in einer »schwarzen Liste« als Ziele markiert wurden. *Der Spiegel* berichtete:

> »*Der Kampf begann am 1. Mai. Kurz vor Mitternacht gab Böhmermann seinen zwei Millionen Followern das Kommando: Zwei Listen mit rund 1500 ›rechten Trollen‹ runterladen, weiterverbreiten und diese bei Twitter blockieren.*«[117]

Gesellschaftskrise

Die Medienkrise wäre ohne die dahinterliegende soziale und kulturelle Krise der Gesellschaft kaum zu verstehen. Nach meiner Einschätzung kann man sich der in Kürze drohenden Dystopie von zwei Seiten nähern. Zum einen gibt es tatsächlich das, was ich weiter oben im Kapitel »Das Narrativ« beschrieben habe: eine asymmetrische Interessenallianz, die globale Angsterzählungen zum Zwecke der globalen Machtausweitung befeuert. Zum anderen treffen diese Bestrebungen auf den fruchtbaren Boden einer extrem verunsicherten und vortraumatisierten Bevölkerung.

Wenn sich nahezu unbegrenzte Machtfülle und charakterliche Deformation paaren, entsteht nichts Gutes. Wer den Protagonisten der neuen Weltordnung lediglich ökonomische Gier unterstellt, hat das Problem allenfalls im Ansatz beschrieben. Bezüglich des »*Great Reset*« sind

---

117 *Der Spiegel*, »Böhmermanns Schwarze Liste: Wer blockt hier eigentlich wen?«, 11.05.2018

ideologische Überzeugungstäter am Werk, die von einer technokratischen Agenda beherrscht werden. Der Transhumanist Klaus Schwab versteht sich und seine Förderklassen nebst seinen politischen Adepten in aller Welt als »*Global Leaders*« einer durch und durch materialistischen Welt. Hier gilt Nietzsches Leitsatz: »*Gott ist tot.*« Zum technokratischen Mechanismus zitiere ich in meinem vorangegangenen Buch den Autor Paul Schreyer:

> »*Gesellschaftssteuernde Maßnahmen und Technologien werden zunehmend weltumspannend und zentral koordiniert wirksam. Einflussreiche Privatleute entwerfen Pläne für die ganze Welt, die in wachsendem Umfang auch global umgesetzt werden. Das Heil liegt dabei oft in menschenfernen, leblosen und automatisierten Prozessen, die Hilfe und Annehmlichkeit versprechen, zugleich aber zentrale Herrschaft und Kontrolle ermöglichen – sowie außerordentlichen Profit. Am Ende dieser Entwicklung steht eine große Vereinheitlichung. Spezielle Technologien und Programme, vorangetrieben von einigen Oligarchen, sollen für alle Menschen auf der Welt bindend werden – ohne jede demokratische Debatte. Das Problem reicht weit über die aktuelle [Corona-]Krise hinaus. Eine Art Autopilot scheint vieles zu steuern, ob in der Politik, der Wirtschaft oder auch im Denken ganz allgemein. Die Verantwortung für Entscheidungen verliert sich immer öfter im Nebel internationaler Organisationen oder wird gleich ganz auf Algorithmen übertragen und damit von indivi-*

duellen, persönlichen Erwägungen losgelöst. Die populäre Annahme, einige Superreiche würden sich zu neuen Weltherrschern machen, ist naheliegend, erklärt die Situation aber nur unzureichend. Es scheint, als wären auch diese Einflussreichen geblendet von einer Ideologie, die sich immer mehr verselbstständigt. Es ist, als ob der Prozess des Nachdenkens selbst, das individuelle Abwägen, Zweifeln und Hinterfragen, zunehmend verlöscht und einem Vertrauen in automatisierte Effizienz Platz macht.«[118]

Da das Leben aus dieser Perspektive binär und richtungslos ist, muss und kann man es programmieren, steuern und verbessern, denn sonst tut es ja niemand. Auf dem Boden einer mechanistischen Weltsicht hat sich ein ungeheuer mächtiges Fachwissen angesammelt, das dennoch nur fragmentiert ist und das ohne Empathie und Weisheit angewandt wird. Natürliche, temporäre Phänomene, die sich über lange Zeiträume autark zum Guten austarieren würden, erscheinen dem materialistischen Geist, der sich nie mit seiner Sterblichkeit ausgesöhnt hat, als Katastrophen. Da eine höhere Perspektive und das Vertrauen in die Sinnhaftigkeit holistischer Phänomene fehlen, werden natürliche Prozesse, die bei ganzheitlicher Betrachtung erst das nötige Spannungsfeld kreieren, in dem sich das menschliche Bewusstsein entwickelt, als Bedrohungen wahrgenommen. So kommt es,

---

118 Paul Schreyer: »Chronik einer angekündigten Krise - Wie ein Virus die Welt verändern konnte«, Westend Verlag 2020, Ausgabe Kindle, S. 9

dass man bei der »Verbesserung der Welt«, ohne Achtung vor einer etwaigen Schöpfung, tief in kybernetische und holistische Lebensprinzipien eingreift, die man aufgrund von Hybris und in Ermangelung von Ehrfurcht nicht einmal im Ansatz verstanden hat:

Die menschliche Physis könnte verbessert und Krankheiten könnten besiegt werden, wenn man das humane Genom umprogrammiert ... Die menschliche Intelligenz ließe sich unermesslich steigern, wenn man ein digitales Interface im Gehirn installiert ... Den Klimawandel könnte man über die Verdunklung der Sonne stoppen, wenn man genügend Mikropartikel in der Atmosphäre freisetzt ... Viruspandemien ließen sich ein für allemal ausrotten, sofern man alle Menschen des Planeten mit mRNA-Spritzen behandelt ...

Technische Machbarkeit, Unsummen von Geld, Hybris und Dummheit gehen Verbindungen ein, die man früher »Das Böse« genannt hätte. Auf diese Weise entsteht eine destruktive Kraft im Universum, die jedoch glücklicherweise nicht ohne Gegenkraft existiert. Im anstehenden großen Gesellschaftsumbau zugunsten des »Great Reset« muss sich jeder Mensch in naher Zukunft entscheiden, ob er technokratische oder ganzheitliche Kräfte unterstützen möchte. Im Kampf gegen eine inhumane, unfeine, technokratische Welt helfen »Liebe, Mut & Wahrheit«[119].

Um in den Kontakt mit der Wirklichkeit des Universums zu kommen, brauchen Menschen Bedingungen, die

---

119 Gunnar Kaiser Unchained, Dr. Daniele Ganser im Gespräch, »Mit Liebe, Mut & Wahrheit gegen Angstpropaganda«, 24.08.2021

sie wirklich erwachsen werden lassen. In meinen vorangegangenen Büchern geht es daher immer auch um die Grund- und Startbedingungen für diesen Prozess. Das große Glück des Lebens ist es, dass aus Kindheiten, in denen Liebe, Mut und Wahrheit die vorherrschenden Prinzipien waren, diese Erfahrungen über Generationen weitergegeben werden. Das große Kreuz des Lebens ist es, dass aus Kindheiten, in denen Ablehnung, Angst und Illusion die vorherrschenden Prinzipien waren, diese Erfahrungen ebenfalls über Generationen weitergegeben werden. Traurige Kinder werden zu traurigen Erwachsenen, die später traurige Kinder haben werden. Es gibt prinzipiell glückliche und stabile Familien, die wenig Grund zur Kompensation etwaiger Schmerzen haben. Und es gibt prinzipiell verletzte und traurige Familien, die eine Menge Gründe zur Kompensation ihrer diversen Brüskierungen haben. Letztere sind meistens auf die eine oder andere Weise süchtig. Überhaupt jemals die bittere Erkenntnis zuzulassen, dass man irgendwo in die Generationenfolge einer traurigen Familie hineingeboren wurde, ist keineswegs selbstverständlich. Würde man mich fragen, wie ich das Verhältnis glücklicher vs. trauriger Familien in Deutschland einschätze, würde ich es vermutlich mit zwei zu acht angeben. Tatsächlich halte ich die Deutschen für ein ziemlich trauriges Volk, denn dafür gibt es gute Gründe.

Was ich hier als »traurig« bezeichne, sollte man fachlich allerdings besser »traumatisiert« nennen, wobei man den »traurigen Reigen«, den ich eben beschrieb, demzufolge »Transtrauma« oder korrekter »transgenerationales Kriegstrauma« nennen kann. Wenn auch aus anderer Perspektive und mit anderen Benennungen, sind die beiden Psychotherapeuten und Bestsellerautoren Hans-Joachim Maaz und Franz Ruppert wie ich der Meinung, dass es eine breite, kollektive Traumatisierung in der deutschen Bevölkerung gibt. Der Umfang des Schadens wird nur deshalb so kolossal unterschätzt, weil er zur *Norm* geworden ist. Aus diesem Grund hat der Psychiater Hans-Joachim Maaz den Begriff »Normopathie« verwendet. In meinem Vorwort zu *Vom Verlust der Freiheit* schreibe ich dazu:

> *»Ein Leben im ›falschen Selbst‹ bedeutet, dass man als Kind nie die Chance hatte zu lernen, was man wirklich fühlt, braucht oder ablehnt. Was ist echt, eigen und authentisch? Und was wird vorgegeben, befohlen und verordnet? Wer sein wahres Selbst nicht kennenlernen konnte, ist sich seiner nicht bewusst. Einfacher gesagt, er ist nicht ›selbstbewusst‹. Menschen ohne Selbstbewusstsein sind zum Konformismus verdammt. Und Menschen ohne Selbstbewusstsein haben Probleme mit dem Eigenen, das nicht erkannt, geschweige denn geliebt und geschützt werden kann. Da Menschen mit diesem Psychogramm keine echte, innerpsychische Freiheit kennengelernt haben, sind sie auch kaum in der Lage, gesellschaftlichen Freiheitsverlust wahrzunehmen. Mehr noch: Normierende, autoritäre Strukturen werden sogar als entlastend erlebt. Viele Menschen, die mit diesem Psychogramm in der Kindheit be-*

schämt wurden, fühlen sich auf eigentümliche Weise einsam und schuldig, ohne ergründen zu können, woran dies liegt. Allerdings finden viele Betroffene schnell heraus, dass sich Scham-, Schuld- und Minderwertigkeitsgefühle erfolgreich ableiten lassen, indem man Macht über andere erlangt. Wer eine gesellschaftliche Position erringen kann, in der er andere beschämen, maßregeln und belehren kann, vorzugsweise mithilfe einer zeitgenössischen Moral, kann seinen innerpsychischen Schmerz erfolgreich lindern. Derartige Machtpositionen finden sich naturgemäß in den Bereichen Ausbildung und Lehre, Politik, Medien und Kultur. In Wirklichkeit können narzisstische Persönlichkeiten jedoch weder in der eigenen Familie noch in einer Liebesbeziehung noch im gesellschaftspolitischen Raum frei, innovativ und wahrhaftig interagieren. Im Gegenteil: Zu echter Bindung unfähig, sind diese Charaktere auf ständigen Zuspruch von außen angewiesen; dies bringt Mitläufertum und Opportunismus mit sich. Die Ursachen, eine narzisstische Persönlichkeitsstörung zu entwickeln, sind vielfältig. Immer mehr Fachautoren stellen jedoch erschrocken fest, dass sich das Phänomen des kollektiven Narzissmus häuft. Gerade Deutschlands Besonderheit im ›gut sein‹ legt die Vermutung nahe, dass hier sehr wirkmächtige, kollektive Faktoren greifen.«[120]

---

120 Raymond Unger, *Vom Verlust der Freiheit*, S. 10, Europa Verlag 2021

In *Vom Verlust der Freiheit* und in *Die Wiedergutmacher* geht es daher um eine doppelte Problematik, die ich oben bereits angedeutet habe: Es gibt oligarchische Kräfte, die sich über einen langen Zeitraum in Stellung gebracht haben, um über wissenschaftlich verbrämte Angsterzählungen ihre globalen Monopolstellungen auszubauen.

Gleichzeitig trifft diese Agenda auf eine im Westen zunehmend unbewusste, vortraumatisierte Gesellschaft, die derartigen Bestrebungen kaum etwas entgegenzusetzen hat. Die im Dritten Reich und dazugehörigem Weltkrieg vielfach traumatisierten Eltern der Babyboomer-Generation haben ihre eigenen, nie aufgelösten Traumata an ihre Kinder weitergegeben, ohne dass diese sich dessen bewusst werden konnten. Außerdem gibt es viele Täterbiografien in deutschen Familien, die umgedeutet und verleugnet wurden. Darüber hinaus haben 68er-Bewegung und Gender Studies viele haltgebende Institutionen diskeditiert und abgebaut. Ehemals intuitiv gefühlte Gewissheiten, auch und vor allem bezüglich archetypischer Geschlechterrollen, gingen verloren. Hinzu kommen die systematische Verflachung des Bildungssystems und sozialer Stress durch Verteilungskämpfe unter den prekären Bevölkerungsschichten, ein Problem, das sich seit 2015 massiv verschärft hat.

Die permanente digitale Reizüberflutung sorgt obendrein für mannigfaltige Aufmerksamkeitsdefizits- und Hyperaktivitätsstörungen. Das Zusammenwirken derartiger Gaslighting-Techniken, mit immer kürzer getakteten Alarmmeldungen, hat eine hektische und tief verunsicherte deutsche Gesellschaft geschaffen, deren

Bürger kaum mehr in der Lage sind, ein Buch zu lesen. Die konzentrierte Auseinandersetzung mit einem Thema, das Studieren von These und Antithese und der nachfolgende, selbstständige Dialog im Kopf, ehemals Denken genannt, findet kaum noch statt.

Wenn man sich alle diese Prozesse vergegenwärtigt, erklärt sich vielleicht auch das willfährige Wahlverhalten der meisten Bundesbürger. Am deutlichsten bildet sich die geistige Verflachung im Internet ab. Ohne belastbares Hintergrundwissen äußert sich die Twitter-Generation überheblich, polemisch und abschließend über die komplexesten Inhalte, die auf wenige Schlagworte heruntergebrochen werden. Heute postuliert man einfach die »richtige« Meinung, nicht ohne sich zuvor über das kollektive Hintergrundrauschen des Massenkonsenses versichert zu haben. Verstärkter Klimakampf? Gut und dringend nötig! Zusätzliche Migration? Fair und moralisch geboten! Massenimpfung? Solidarische Pflicht und der Weg aus der Pandemie! Da man den Prozess des selbstständigen Denkens verlernt hat, sucht man nach Positionen oder orientiert sich an Protagonisten, die einem diesen anstrengenden Prozess abnehmen.

Obwohl ich alle diese Mechanismen verstehe und viel dazu geschrieben habe, frappiert mich in letzter Zeit ein weiteres Phänomen, dass mich zusätzlich ratlos macht. Als ein in neurolinguistischem Programmieren (NLP) ausgebildeter Therapeut ist mir bewusst, dass es jenseits einer inhaltlichen Botschaft *nonverbale* Signale gibt, die jeder Mensch intuitiv lesen kann. Wer nicht vollends verunsichert und von sich selbst abgespalten ist, sollte erkennen, ob ein Gegenüber es gut mit ihm meint, ehrlich und integer ist, oder ob man besser Vorsicht walten lassen sollte. Psychisch gesunde Menschen sehen anderen Menschen normalerweise an, ob sie lügen, verschlagen sind oder etwas im Schilde führen. Diese angeborene, gesunde Menschenkenntnis basiert auf einer unbewussten, schnellen Auswertung minimaler, unwillkürlicher Körpersignale. Selbst wer diese Signale vorsätzlich verbergen will und ein entsprechendes Training absolviert hat, wird dies nur bedingt können. Wer sich in Menschenkenntnis schulen will, kann beispielsweise Rednern im Fernsehen den Ton abschalten und sich stattdessen auf die Körpersprache und die Mimik konzentrieren. Am 23. März 2021, ein Jahr nach Beginn der Krise, twittert Markus Söder ein Bild von sich, auf dem er mit beiden Händen eine dicke, weiße Kerze umschließt. Der Text dazu lautet:

> *»Bayern trauert: Heute Gedenktag für die Verstorbenen der Corona-Pandemie. Zünden wir gemeinsam eine Kerze an und halten inne. Jeder Todesfall ist ein Schicksal. Jeder Verlust wiegt unendlich schwer. Wir werden die Pandemie weiter mit aller Kraft bekämpfen.«*[121]

Söders Gesichtsausdruck ist derart inkongruent zum getwitterten Text, dass jeder Mensch mit Zugang zu seiner angeborenen Menschenkenntnis erschaudern muss. So

---

121 *Twitter*, Markus Söder, 23.03.2021

sieht ganz gewiss kein trauender Mensch aus. Die Mimik von Söder erinnert mich an Gustaf Gründgens in seiner Rolle als Mephisto. Ich frage mich daher, wie weit sich ein Mensch von seinen zentralen, intuitiven Instinkten entfernt haben muss, um im Minenspiel eines Markus Söder den empathischen Aufklärer und im Mienenspiel eines Wolfgang Wodarg den verschlagenen Populisten auszumachen. Dabei steht Söder mit seiner Inkongruenz zwischen Mimik und Aussagen keineswegs allein da. In Wirklichkeit lässt sich das Phänomen bei vielen Protagonisten der Krise beobachten. Wie ist es also möglich, Menschen wie Markus Söder, Klaus Schwab, Ursula von der Leyen, Angela Merkel, Lothar Wieler, Christian Drosten und Jens Spahn als ehrlich, integer und wohlmeinend wahrzunehmen, also als Menschen, die altruistisch und ohne Hintergedanken das Beste für die Gemeinschaft wollen? Und wie ist es auf der anderen Seite möglich, Menschen wie Gunnar Kaiser, Boris Reitschuster, Wolfgang Wodarg, Sucharit Bhakdi, Hendrik Streeck, Matthias Schrappe, Klaus Püschel und Stefan Homburg als verschlagene Populisten und Verführer anzusehen, die nur zu ihrem eigenen Vorteil handeln? Wenn die Mehrheit der Bürger ihre gesunden Instinkte so nachhaltig verloren hat, dass es gelingen konnte allein durch gesetzte Behauptungen integre Menschen zu diskreditieren und korrupte Menschen zu überhöhen, ist das Problem größer als gedacht.

Religionsersatz

Ohne den Druck, unter dem westliche Gesellschaften schon lange vor Corona gestanden haben, lässt sich die Willfährigkeit, mit der die restriktiven Maßnahmen geradezu als erlösend angekommen wurden, kaum verstehen. Mattias Desmet, Psychotherapeut und Professor für klinische Psychologie an der Universität Gent, betrachtet die Corona-Krise daher eher aus einer symptomatischen Perspektive. Desmet hält die westliche Gesellschaft für derart gestresst, dass Corona nicht die Ursache, sondern die Folge einer zutiefst entwurzelten Gesellschaft ist:

»So wird leicht übersehen, dass ein erheblicher Teil der Bevölkerung während der ersten Abriegelung sich von Stress und Angst befreit fühlte. Ich hörte regelmäßig Leute sagen: ›Ja, diese Maßnahmen sind hart, aber wenigstens kann ich mich ein bisschen entspannen.‹ Weil die Hektik des Alltags aufhörte, kehrte Ruhe in die Gesellschaft ein. Der Lockdown befreite die Menschen oft aus einem psychologischen Trott. Dies führte zu einer unbewussten Unterstützung der Maßnahmen. Wäre die Bevölkerung nicht bereits durch ihr Leben und insbesondere durch ihre Arbeit erschöpft gewesen, hätte es nie eine Unterstützung für die Maßnahmen gegeben. Zumindest nicht als Reaktion auf eine Pandemie, die im Vergleich zu den großen Pandemien der Vergangenheit nicht allzu schlimm ist.«[122]

---

122 Rubikon, »Turmbau zu Dystopia«, Patrick Dewals im Interview mit Mattias Desmet, 14.08.2021

Sowohl der Psychologe Prof. Mattias Desmet als auch der Medienforscher Prof. Michael Meyen beschreiben etwas, das für säkulare Gesellschaften typisch ist, nachdem tradierte Gewissheiten und Sinnangebote verloren gingen: die Überhöhung »wissenschaftlicher Autoritäten«.

> *»In ihrem Buch ›Die Ursprünge des Totalitarismus‹ beschreibt die deutsch-amerikanische politische Denkerin Hannah Arendt auf brillante Weise, wie dieser Prozess unter anderem in Nazi-Deutschland ablief. So greifen aufstrebende totalitäre Regime typischerweise auf einen ›wissenschaftlichen‹ Diskurs zurück. Sie zeigen eine große Vorliebe für Zahlen und Statistiken, die schnell zu reiner Propaganda verkommen, gekennzeichnet durch eine radikale ›Missachtung der Fakten‹. Der Nationalsozialismus zum Beispiel gründete seine Ideologie auf die Überlegenheit der arischen Rasse. Eine ganze Reihe sogenannter wissenschaftlicher Daten untermauerte ihre Theorie.«* [123]

Während Desmet auf Hannah Ahrendt und das Dritte Reich verweist, betont Meyen die »Illusio« des akademischen Feldes, der auch viele Journalisten anheimfallen. Die Medienbranche geht fest davon aus, dass sich Meinung und Fakten trennen lassen, und will an »objektive Wissenschaftler« glauben, die ohne Abhängigkeiten einer selbst motivierten Forschung nachgehen. Man muss

---

123 Rubikon, »Turmbau zu Dystopia«, Patrick Dewals im Interview mit Mattias Desmet, 14.08.2021

sich nur auf die »richtige Seite« schlagen und diese nach Kräften unterstützen, und was die richtige Seite ist, »weiß man einfach«, wie Jan Böhmermann dem armen Markus Lanz erklärt. Doch in Wirklichkeit ist es bei Weitem nicht so einfach, denn:

»Die ›Fakten‹, um die es in der Corona-Debatte geht und damit auch bei der Videokonferenz mit der ARD, sind von Menschen gemacht. Manche tragen einen weißen Kittel, manche einen Schlips. Das macht sie nicht automatisch besser. Hannah Arendt wusste, warum es so leicht ist, ›Fakten‹ und ›Ereignisse‹ zu manipulieren oder aus der Welt verschwinden zu lassen (selbst ›Tatbestände, die allgemein bekannt sind‹) und durch ein Image zu ersetzen, das besser in die herrschende Ideologie passt und zu den Interessen der Mächtigen: ›Fakten besitzen keinerlei zwingende Evidenz für den menschlichen Verstand, sie sind zumeist noch nicht einmal einleuchtend.‹ Oder an anderer Stelle: ›Alles, was sich im Bereich menschlicher Angelegenheiten abspielt – jedes Ereignis, jedes Geschehnis, jedes Faktum –, könnte auch anders sein, und dieser Kontingenz sind keine Grenzen gesetzt.‹ [...] So viel Unsicherheit können wir offenbar nicht ertragen. Jede Gesellschaft, sagt Michel Foucault, hat und braucht ein ›Wahrheitsregime‹ – Techniken, von denen wir annehmen dürfen, dass sie Wahrheit produzieren, Menschen, die befugt sind, diese Wahrheiten dann zu verkünden, und Mittel, um Abweichler zu sanktionieren. [...] Das

Problem: Die Wissenschaft, die sich nur für die Wahrheit interessiert und für sonst nichts, ist eine Schimäre. Die Idee, dass wir es hier mit Menschen zu tun haben, die ›uneigennützig‹ und womöglich sogar ›unentgeltlich‹ arbeiten: Das ist die illusio des akademischen Feldes.«[124]

Wie ich an anderer Stelle bereits ausgeführt habe, können Gesellschaften ohne ein Wahrheits- und Sinnsystem nicht existieren. Corona hat noch einmal in eindringlicher Weise verdeutlicht, dass Wissenschaft, als Religions-Surrogat der Neuzeit, sämtlichen absolutistischen Deutungshoheiten ehemaliger Religionen in nichts nachsteht. In *Vom Verlust der Freiheit* schrieb ich dazu:

»Natürlich braucht auch die säkulare Ersatzkultur Schamanen und Tempel, um die bösen Geister zu bezähmen. Um Armageddon 2.0 aufzuhalten, sind ganze Industrien entstanden, und Klimatologen avancierten zu den Kardinälen der neuen Religion. Doch mit dem Auftauchen des Pandemiekultes hat der Klimakult Konkurrenz bekommen. Verständlicherweise wehren sich die alten Priester gegen ihre drohende Arbeitslosigkeit. Man beeilt sich zu erklären, dass die alten und die neuen Geister gemeinsam bekämpft werden müssen, daher sollte man sich zu einer Ökumene zusammenschließen. Christian Drosten und

124   »Die Propaganda Matrix«, S. 49 ff, Michael Meyen, Rubikon 2021

*Hans Joachim Schellnhuber werden zukünftig ge-
meinsam die Messe lesen.*«[125]

Nicht minder andächtig als vor Hunderten von Jahren
hört das Volk den neuen Hohepriestern zu und entwickelt
mit Inbrunst kultische Handlungen, um das Böse abzuwehren. Dieser Kultus ist zunächst rauschhaft stabilisie-
rend. Neokultische Handlungen (Maskentragen, Hände
desinfizieren, Impfungen …) versprechen Erfolg und sind
sozial in hohem Maße gemeinschaftsfördernd. Auf Dauer
entlarven sich jedoch alle Maßnahmen als inflationär,
»Das Böse« wird sogar immer mächtiger (Viren mutieren …), und der Abwehrkult fruchtet kaum noch (Impfungen wirken nicht, wie erhofft). Nachdem die Projektion
zunächst auf Angstobjekte wie Viren oder CO_2-Moleküle
übertagen wurde, kommt es früher oder später zur Ablei-
tung der Frustration auf »Schuldige«, die es gewagt hatten, die Gefahr zu relativieren. Ungläubige und Leugner
sind plötzlich schuld daran, dass die neokultischen Handlungen versagen. Die schönste und gesellschaftlich ver-
bundenste Zeit war, als man im »totalen Kampf« der
großen Gefahr ins Auge sehen und in einer kollektiven
Kraftanstrengung begegnen konnte. Der oben bereits erwähnte Psychologe und Politikwissenschaftler Dr. Alexander Meschnig ist in seinem Essay »*Die Corona-Impfung
als Kommunion*« der Funktion neokultischer Handlungen als Religionsersatz nachgegangen. Insbesondere die

---

125 Raymond Unger, *Vom Verlust der Freiheit*, S. 475, Europa Verlag
2021

222

Impfung erscheint Meschnig als »*heilige Kommunion, die der Gläubige in Demut annimmt und die ihm die Erlösung bringen soll.*« Den Autor erinnert die Impfung an »*den Empfang der geweihten Hostie, die die Erlösung von den eigenen Sünden bringt, in diesem Fall: wieder ein freies Leben ermöglicht*«. Der Impfkult zeige sich unter anderem darin, dass in den sozialen Medien Selfies mit dem Pflaster der Einstichstelle voller stolz präsentiert werden:

> »*Eine weitere kulturgeschichtlich bedeutsame Veränderung betrifft den Geständniszwang im Zusammenhang mit der Impfung. Vor Corona hatte sich niemand für den Impfstatus des anderen interessiert, man wurde auch nicht von Geimpften belästigt, die stolz ihren Einstich zeigen. Ich hatte oben ja schon die Selfies mit Impfpflaster angesprochen. Aber das ist nur eine Vorstufe. Heute tragen besonders glückliche Geimpfte Anstecker mit der Aufschrift: ›Pfizer. COVID 19 Vaccinated‹, die es etwa bei Online-Shops wie Etsy zu kaufen gibt (nicht gerade billig). Der Button, gebacken in Emaille und zusätzlich mit einem Magnetverschluss gesichert, hat, im Gegensatz zum Pflaster auf dem Arm, das, obwohl sorgfältig gehütet, leicht abfallen kann, einen großen Vorteil: Er kann so lange getragen werden, wie der Einzelne das möchte, ein permanentes Bekenntnis der Zeugen Coronas, ohne Ablaufdatum. Die Werbung hat für diesen Typus (meist jung, also praktisch nicht von Covid-19 bedroht) bereits einen Begriff gefunden: Vaxinistas, eine Zusammensetzung aus Vaccine (Impfung) und*

Fashionista (Modeliebhaber). Vaxinistas sind so stolz auf ihre Impfung, dass sie auch nach dem ›Piks‹ der ganzen Welt zeigen wollen: Ich bin geimpft.«[126]

Meschnig, der der Volksmeinung intensiv in den Medien nachspürt, hat im *Schweizer Tagesanzeiger* einen Bericht entdeckt, dem er zeitgeschichtliche Relevanz zuschreibt. Im Text wird ein Impfzentrum gleichsam zum Tempel und zur Begegnungsstätte der Gläubigen:

»*Doch Stress hat in dieser Impfpraxis, unweit des Bahnhofs Altstetten, keinen Platz. Denn es passiert gerade etwas Schönes, und alle Menschen, die im Raum sind, werden getragen davon, scheint es. Die Impfwilligen genauso wie die Medizinerinnen. (…) Es ist wie ein kleines, kollektives Impf-High, das in der Praxisluft liegt. (…) Das Impfen schafft eine flüchtige, glückliche Gemeinschaft, eine Impfcommunity, vereint für ein paar Minuten. Da sind diejenigen, die noch auf den Piks warten, und jene, die vor Ort noch ihre 15 Minuten Sicherheitszeit nach dem Shot absitzen. Es werden Witzchen gemacht, ein Vater spielt mit seinem Kind, die Stimmung ist heiter. Das Impf-High wirkt. (…) Beim Verlassen der Praxis bedanken sich die Frischgeimpften, teils mehrfach. Dann gehen sie durch die Schiebetür, hinaus in ihren Alltag, der nicht mehr ganz derselbe sein wird. (…)*

---

126 Achgut.com, »Die Corona-Impfung als Kommunion«, Alexander Meschnig , 13.07.2021

Diese Menschen verlassen die Praxis in Altstetten mit einer Perspektive. In ein paar Wochen wird der Impfstoff seine volle Schutzwirkung entfalten. Mit der Covid-Impfung wird auch das Potenzial für eine neue Leichtigkeit injiziert. (…) Die Impfpraxen und Impfzentren sind Orte, an denen Hoffnung keimt. Deshalb sind sie vielleicht gerade die glücklichsten Orte in der Corona-geplagten Welt. Falls Sie noch nicht da waren: Sie werden es fühlen.« [127]

Menschen, die derart beseelt sind, wie der Autor des Artikels mit dem vielsagenden Titel *»High vom Impfen – Impfen macht richtig glücklich«*, können leider recht schnell zu Monstern mutieren, sofern »Ungläubige« ihre Andacht stören. In Bezug auf den Aussonderungsprozess totalitärer, gläubiger Gesellschaften gegen »Ungläubige«, schreibt der Professor für klinische Psychologie Mattias Desmet:

»Eine Bevölkerung, die von diesem Prozess betroffen ist, ist zu enormen Gräueltaten gegenüber anderen, aber auch gegenüber sich selbst fähig. Sie zögert absolut nicht, sich selbst zu opfern. Dies erklärt, warum ein totalitärer Staat im Gegensatz zu einfachen Diktaturen nicht überleben kann. Er verschlingt sich am Ende sozusagen selbst. Aber dieser Prozess kostet in der Regel viele Menschenleben.« [128]

---

127 tagesanzeiger.ch, »High vom Impfen – Impfen macht richtig glücklich«, 11.05.2021
128 Rubikon, »Turmbau zu Dystopia«, Patrick Dewals im Interview mit Mattias Desmet, 14.08.2021

SCHLUSSBETRACHTUNG

Mattias Desmet äußert die Hoffnung, dass *nach* der Dystopie letztendlich eine neue und ganzheitliche Gesellschaft entstehen wird. Klaus Schwabs »*Great Reset*« mit seinen technokratischen Lösungsansätzen wird demzufolge das letzte Aufbäumen des veralteten, mechanistischen Weltbildes sein. Global umgesetzte Lösungen à la Bill Gates führen nämlich zu einer so offensichtlichen Verschlechterung der Lage, dass sich die fatalen Folgen trotz Umdeutung auf Dauer kaum verheimlichen lassen. Das platte Ursache-Wirkungs-Denken, nach dem Motto, Viren machen krank, also muss man sie weltweit ausrotten, wird demnächst abdanken. Stattdessen wird sich insbesondere auf den Feldern Medizin, Biologie und Psychologie ein holistisches Weltbild durchsetzen. Vorbild ist die (Quanten-)Physik, die sich bereits in den 1920er-Jahren des letzten Jahrhunderts aus dem Newtonschen Zeitalter verabschiedet hat.

Jedoch – all dies ist kaum ein Trost für jene, die sehenden Auges durch die beklemmende Zeit hindurchgehen müssen. Bereits in *Vom Verlust der Freiheit* habe ich gestanden, dass ich manchmal jene beneide, die die am Horizont sichtbaren Verwerfungen nicht in dieser

Klarheit kommen sehen. Viele Freidenker haben inzwischen erkannt, dass man sich für die Zeit in der Diaspora Inseln der Freiheit schaffen muss. Um sich als wacher Geist die seelische Gesundheit in einer kranken Gesellschaft zu erhalten, braucht man Zuspruch und eine Ersatzkultur. Der Philosoph Gunnar Kaiser zählt einige Punkte auf, die er diesbezüglich für nützlich hält:

1. »Social Distancing« von selbstgerechten, angepassten Menschen. Auch wenn es manchmal schwerfällt – man kann niemanden zwangsbeglücken. Wer keinerlei Interesse zeigt, sich jenseits der Massenmedien zu informieren, weil ohnehin »klar ist, was gut und richtig ist«, sollte nicht unbedingt zu den engsten Freunden zählen.

2. »Social Distancing« von Politik und Massenmedien. Fearmongering wirkt, selbst wenn man weiß, dass eine Kampagne gefahren wird. Sich immer wieder neue Corona-Zahlen, Geschichten über die neusten Mutationen oder Impfkampagnen anzuhören, vergiftet das Gemüt.

3. Kontakt zur Natur suchen. Lange Spaziergänge machen, sich dem Wetter aussetzen, den Wald wahrnehmen, dreckig werden, sich kleine Verletzungen zumuten und viel Sonne tanken, denn damit wird das Immunsystem gestärkt.

4. Besinnung und Kontemplation. Meditationstechniken erlernen. Lebensbilanzen wagen. Die eigene Stärke spüren. Sich der eigenen Verletzlichkeit und Sterblichkeit bewusst werden.

5. Gleichgesinnte suchen und im realen Leben treffen. Mit den neuen Wahlverwandtschaften engen Austausch pflegen und ein kulturelles Leben entwickeln, neue Programme in Kunst und Kultur entwickeln.

6. Freundeskreis erweitern und das Gespräch mit interessierten Menschen suchen. Über Kunstprojekte Brücken bauen, um die Gräben in der Gesellschaft zu überwinden. Verbindendes suchen, auch indem man sich die unterschiedlichen Ängste bewusst macht.

Mit dem letzten Punkt verfolgt Kaiser einen ähnlichen Ansatz wie der Friedensforscher Daniele Ganser. Ganser sieht Menschen seit Corona von drei unterschiedlichen Ängsten getrieben, deren gegenseitige Würdigung viel Hass und Verwirrung abbauen würde. Ganser schlägt zu Beginn eines kontroversen Dialogs vor, jeder Gesprächsteilnehmer möge seine Ängste bekennen und auf einer Skala zwischen eins bis zehn bewerten:

› Angst vor einem Killervirus (Angst vor Krankheit und Tod)
› Angst vor einer Diktatur (Angst vor Freiheitsverlust)
› Angst vor Armut (Angst vor Leid und Ausgeliefertsein)

Für den Istzustand bleibt jedoch festzuhalten: Das Gaslighting der letzten achtzehn Monate hat seine Wirkung nicht verfehlt. Propaganda-Matrix, Meinungsschlacht in den sozialen Medien, Freiheitsentzug, neokultische Handlungen und Hexenjagd gegen Ungeimpfte haben zu ungeahnten Spaltungsprozessen in der Gesellschaft geführt. Die Impffrage spaltet Familien, Freunde, Paare und Kollegen. Alte Freundschaften zerbrechen und neue entstehen. Viele Menschen sind derart verunsichert, dass sie kaum noch Kontakt zu ihren angeborenen Instinkten haben. So können sich Demagogen ungeniert als Menschenfreunde inszenieren, während Aufklärer als Verschwörer geframt werden. Das Schlimmste ist jedoch: Die meisten Menschen haben inzwischen vergessen, über welche unveräußerlichen Grundrechte sie in Wahrheit verfügen:

»Die Grundrechte sind kein Privileg, sie sind kein 13. Monatsgehalt, sie sind nicht etwas, was ich mir erst verdienen muss, auch nicht durch Impfung. Grundrechte hat ein jeder, weil er Mensch, weil er Bürger ist. Diese Grundrechte habe ich unabhängig davon, dass ich etwas Bestimmtes tue oder leiste. Die Grundrechte sind als Leuchtturm auch und gerade wegen solcher Notzeiten gemacht worden. Wenn man sich in Notzeiten daran macht, Grundrechte kleiner zu machen und sie nur für den wieder größer macht, der bestimmte Dinge vorweisen kann – das ist nicht das Grundrechtsverständnis des Grundgesetzes. Ich will mir die Grundrechte nicht wie ein Paket

bei der Post gegen Vorlage eines Ausweises abholen müssen.«[129]

Kein Mensch handelt in irgendeiner Weise illegal, unsolidarisch oder asozial, wenn er den aggressiven Impfkampagnen widerspricht und sich und seine Kinder gegen staatliche Impfzwänge schützen will. Das Gegenteil ist der Fall: Die Risiken einer COVID-19-Impfung mit den experimentellen mRNA- oder Vektor-Impfstoffen sind derart relevant, dass jegliche Form von Impfzwang und/oder Entzug von Freiheitsrechten für Nicht-Geimpfte in jedem demokratischen Rechtsstaat als Straftatbestand gewertet werden müssten. Mehr noch: Sofern der Staat wirklich an der Gesundheit seiner Bürger interessiert wäre, hätte er die Pflicht, die Menschen vollumfänglich über die tatsächlichen Impfrisiken aufzuklären. Man kann nur hoffen, dass eine Mehrheit der Deutschen erkennt, dass sich das derzeitige Regime im Schulterschluss mit Lobbyisten und willfährigen Medien längst von unveräußerlichen rechtstaatlichen Prinzipien entfernt hat. Das Einzige, was ein totalitäres Regime aufhalten kann, ist der konsequente, breite, mutige und friedliche Widerspruch.

Ich kann dieses Buch daher nur mit einem Plädoyer für *Liebe, Mut und Wahrheit* und einem Hinweis auf den Artikel 20 des Grundgesetzes der Bundesrepublik Deutschland schließen:

---

129 Telepolis, »Dieses Infektionsschutzgesetz liegt mir wie ein Stein im Magen«, Heribert Prantl, 18.04.2021

(1) Die Bundesrepublik Deutschland ist ein demo-kratischer und sozialer Bundesstaat.

(2) Alle Staatsgewalt geht vom Volke aus. Sie wird vom Volke in Wahlen und Abstimmungen und durch besondere Organe der Gesetzgebung, der vollziehenden Gewalt und der Rechtsprechung ausgeübt.

(3) Die Gesetzgebung ist an die verfassungsmäßige Ordnung, die vollziehende Gewalt und die Rechtsprechung sind an Gesetz und Recht gebunden.

(4) Gegen jeden, der es unternimmt, diese Ordnung zu beseitigen, haben alle Deutschen das Recht zum Widerstand, wenn andere Abhilfe nicht möglich ist.[130]

Als Erinnerung an die unveräußerlichen Bürgerrechte überlasse ich das letzte Wort den renommierten kana-dischen Professoren um den OCLA-Forscher Dr. Denis Rancourt, die am 2. August 2021 den »*Letter to the Unvaccinated*« verfasst haben. Der Text ist ein Plädoyer für körperliche Unversehrtheit und das Recht auf um-fassende, unabhängige Aufklärung vor einer Impfent-scheidung:

---

130 Grundgesetz für die Bundesrepublik Deutschland, Artikel 20

»Sie sind nicht allein! Mit Stand vom 28. Juli 2021 haben 29 % der Kanadier keinen COVID-19-Impfstoff erhalten, und weitere 14 % haben eine einzige Impfung erhalten. In den USA und in der Europäischen Union ist weniger als die Hälfte der Bevölkerung vollständig geimpft, und selbst in Israel, dem ›Weltlabor‹ (laut Pfizer), ist ein Drittel der Menschen völlig ungeimpft. Politiker und Medien haben eine einheitliche Sichtweise eingenommen und die Ungeimpften zum Sündenbock für die Probleme gemacht, die nach achtzehn Monaten der Angstmacherei und Lockdown-Maßnahmen entstanden sind. Es ist an der Zeit, die Dinge richtigzustellen.

› *Es ist völlig vernünftig und legitim, sich gegen unzureichend getestete Impfstoffe auszusprechen, für die es keine zuverlässige wissenschaftliche Grundlage gibt. Sie haben das Recht, über Ihren Körper zu bestimmen und medizinische Behandlungen abzulehnen, wenn Sie es für richtig halten. Sie haben das Recht, ›Nein‹ zu sagen, wenn Ihre Würde, Ihre Integrität und Ihre körperliche Autonomie verletzt werden. Es ist Ihr Körper, und Sie haben das Recht zu wählen. Sie haben das Recht, für Ihre Kinder gegen deren Massenimpfung in der Schule zu kämpfen.*

› *Sie haben Recht, wenn Sie sich fragen, ob eine freie und informierte Zustimmung unter den derzeitigen Umständen überhaupt möglich ist. Langfristige Auswirkungen sind unbekannt. Transgenerationale Auswirkungen sind unbekannt. Die durch die*

Impfung verursachte Deregulierung der natürlichen Immunität ist unbekannt. Mögliche Schäden sind nicht bekannt, da die Berichterstattung über unerwünschte Ereignisse verspätet, unvollständig und von Land zu Land uneinheitlich ist.

› Sie werden von den Mainstream-Medien, den Social-Engineering-Kampagnen der Regierung, ungerechten Vorschriften und Richtlinien, kollaborierenden Arbeitgebern und dem Mob in den sozialen Medien ins Visier genommen. Ihnen wird gesagt, dass Sie jetzt das Problem sind und dass die Welt nicht wieder in Ordnung kommen kann, wenn Sie sich nicht impfen lassen. Sie werden von der Propaganda zum Sündenbock gemacht und von Ihrem Umfeld unter Druck gesetzt. Denken Sie daran: Mit Ihnen ist alles in Ordnung.

› Sie werden fälschlicherweise beschuldigt, eine Fabrik für neue SARS-CoV-2-Varianten zu sein, obwohl Ihr natürliches Immunsystem nach Ansicht führender Wissenschaftler tatsächlich eine Immunität gegen mehrere Komponenten des Virus erzeugt. Dies fördert Ihren Schutz gegen eine Vielzahl von Virusvarianten und verhindert eine weitere Ausbreitung auf andere Personen.

› Sie fordern zu Recht unabhängige, von Experten begutachtete Studien, die nicht von multinationalen Pharmaunternehmen finanziert werden. Alle von Fachleuten begutachteten Studien zur kurzfristigen Sicherheit und Wirksamkeit wurden von diesen gewinnorientierten Unternehmen finanziert, organi-

siert, koordiniert und unterstützt; und keine der Studiendaten wurde veröffentlicht oder Forschern zugänglich gemacht, die nicht für diese Unternehmen arbeiten.

› *Sie haben Recht, wenn Sie die vorläufigen Ergebnisse der Impfstoffstudien infrage stellen. Die behaupteten hohen Werte der relativen Wirksamkeit stützen sich auf eine geringe Zahl von ›Infektionen‹, die nur sehr vage bestimmt wurden. Die Studien waren auch nicht blind, d.h. die Personen, die die Injektionen verabreichten, wussten oder konnten daraus schließen, ob sie den experimentellen Impfstoff oder das Placebo injizierten. Dies ist keine akzeptable wissenschaftliche Methodik für Impfstoffstudien.*

› *Sie haben Recht mit Ihrer Forderung nach einer Vielfalt wissenschaftlicher Meinungen. Wie in der Natur brauchen wir eine Polykultur von Informationen und deren Interpretationen. Und die haben wir im Moment nicht. Die Entscheidung, den Impfstoff nicht zu nehmen, schafft Raum für Vernunft, Transparenz und Verantwortlichkeit. Sie fragen zu Recht: ›Was kommt als Nächstes, wenn wir die Autorität über unseren eigenen Körper aufgeben?‹*

› *Lassen Sie sich nicht einschüchtern. Sie beweisen Widerstandskraft, Integrität und Entschlossenheit. Kommen Sie in Ihren Gemeinden zusammen, und schmieden Sie Pläne, um sich gegenseitig zu helfen, setzen Sie sich für die wissenschaftliche Rechenschaftspflicht und die Meinungsfreiheit ein, die für*

*das Gedeihen der Gesellschaft unerlässlich sind. Wir
gehören zu den vielen, die an Ihrer Seite stehen.*«[131]

Gezeichnet:
*Angela Durante, PhD
Denis Rancourt, PhD
Claus Rinner, PhD
Laurent Leduc, PhD
Donald Welsh, PhD
John Zwaagstra, PhD
Jan Vrbik, PhD
Valentina Capurri, PhD*

---

131 blog.bastian-barucker.de, »Offener Brief an die Ungeimpften«,
03.08.2021, Übersetzung: Bastian Barucker, Original: https://ocla.ca/
a-letter-to-the-unvaccinated/

BUCHEMPFEHLUNGEN

Arvay, Clemens G.: Wir können es besser. Wie Umweltzerstörung die Corona-Pandemie auslöste und warum ökologische Medizin unsere Rettung ist. Quadriga, 2020

Arvay, Clemens G.: Corona-Impfstoffe: Rettung oder Risiko? Wirkungsweisen, Schutz und Nebenwirkungen der Hoffnungsträger. Quadriga, 2021

Bahner, Beate: Corona-Impfung. Was Ärzte und Patienten unbedingt wissen sollten. Rubikon, 2021

Bhakdi, Sucharit: Corona Fehlalarm? Zahlen, Daten und Hintergründe. Zwischen Panikmache und Wissenschaft. Goldegg, 2020

Bhakdi, Sucharit: Corona unmasked. Neue Daten, Zahlen, Hintergründe. Goldegg, 2021

Böttcher, Sven: Wer, wenn nicht Bill? Anleitung für unser Endspiel um die Zukunft. Rubikon, 2021

Frank, Gunter: Der Staatsvirus. Ein Arzt erklärt, wie die Vernunft im Lockdown starb. Achgut Edition, 2021

Kraus, Josef: Der deutsche Untertan. Vom Verlust des eigenen Denkens. Langen-Müller, 2021

Lütge, Christoph, Esfeld, Michael: Und die Freiheit? Wie die Corona-Politik und der Missbrauch der Wissenschaft unsere offene Gesellschaft bedrohen. riva, 2021

Maaz, Hans-Joachim: Das falsche Leben. Ursachen und Folgen unserer normopathischen Gesellschaft. C.H. Beck, 2019

Maaz, Hans-Joachim, Czycholl, Dietmar: Corona Angst. Was mit unserer Psyche geschieht. Frank & Timme, 2020

Meyen, Michael: Die Propaganda-Matrix. Der Kampf für freie Medien entscheidet über unsere Zukunft. Rubikon, 2021

Mohr, Reinhard: Deutschland zwischen Größenwahn und Selbstverleugnung. Warum es keine Mitte mehr gibt. Europa, 2021

Osrainik, Flo: Das Corona-Dossier. Unter falscher Flagge gegen Freiheit, Menschenrechte und Demokratie. Rubikon, 2021

Schreyer, Paul: Chronik einer angekündigten Krise. Wie ein Virus die Welt verändern konnte. Westend, 2020

Unger, Raymond: Vom Verlust der Freiheit. Klimakrise, Migrationskrise, Corona-Krise. Europa Verlag, 2021

Unger, Raymond: Die Wiedergutmacher. Das Nachkriegstrauma und die Flüchtlingsdebatte. Europa Verlag, 2018

Wodarg, Wolfgang: Falsche Pandemien. Argumente gegen die Herrschaft der Angst. Rubikon, 2021

Van Rossum, Walter: Meine Pandemie mit Professor Drosten. Vom Tod der Aufklärung unter Laborbedingungen. Rubikon, 2021

AUTOR

Raymond Unger, Jahrgang 1963, lebt als politischer Autor und bildender Künstler in Berlin. Er ist als Kunstmaler in eigenem Atelier tätig, schreibt Essays und Bücher und hält Vorträge zu den Themen Kunst, Psychologie und Politik. In seinen großen Gesellschaftsanalysen *Die Wiedergutmacher* (2018) und *Vom Verlust der Freiheit* (2021) untersucht Unger die moralischen Übersteuerungen deutscher Politikansätze in der Klima-, Migrations- und Pandemie-Problematik.

Als ehemaliger Therapeut besitzt Unger zwanzig Jahre medizinische Berufserfahrung. Anfang der 1990er-Jahre leitete er eine Naturheil- und Psychotherapiepraxis in Hamburg und bekleidete eine Dozentur für Naturmedizin an einer Hamburger Fachschule für Heilpraktiker.

Für sein bildnerisches Schaffen erhielt Raymond Unger 2011 den internationalen Lucas-Cranach-Kunstpreis für Malerei. In seiner Eigenschaft als Maler und Autor bekam er 2014 eine Einladung des Präsidenten der Europäischen Kommission José Manuel Barroso zur dritten Generalversammlung NEW (Narrative for Europe). Die Einladung erging an ausgewählte Intellektuelle, Wissenschaftler und Künstler, die sich durch Haltung, Engagement oder Tätigkeit für die Zukunft Europas einsetzen. Kontakt: www.raymond-unger.de

WIE ANGSTNARRATIVE DIE FREIHEIT BEDROHEN

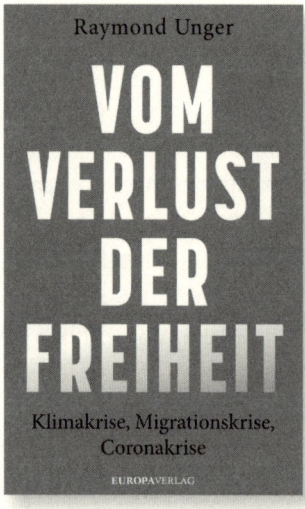

Gebunden mit Schutzumschlag, 520 Seiten, ISBN 978-3-95890-343-2

Raymond Unger führt seine These eines Wirkzusammenhanges von transgenerationalen Kriegstraumata und einer Übersteuerung in den großen politischen Agenden Deutschlands fort. Die Totalität in der Umsetzung dieser Agenden, besonders in den Krisen, zeigt die affektive Ladung, mit der innerpsychische Schuldgefühle und Lebensängste projiziert werden. Die Universalisierung humaner Werte gilt als alternativlos, alternative Anschauungen werden abgelehnt, was in der Konsequenz zu einer Spaltung der Gesellschaft führt.

EUROPAVERLAG   www.europa-verlag.com